ELOGIOS PARA

El lugar entremedio

≺ ≻

"Durante dos días ignoré a mi familia mientras devoraba las memorias de Kelly Corrigan. Lloré durante buena parte de ese tiempo pero reí en su mayor parte. En la tradición de los mejores escritores de memorias (vienen a mi mente Anne Lamott y Anna Quindlen), ella captura nuestros corazones y nos enseña algo nuevo acerca de la familia, del amor y, sí, incluso de la muerte". —Ayelet Waldman, autora de *Love and Other Impossible Pursuits*

"No me había sentido tan atrapada ni tan atraída de inmediato hacia un libro en mucho tiempo… Existen todo tipo de cosas por decir sobre el valor de Kelly Corrigan y lo que ella puede explicarnos sobre las enfermedades; sin embargo, éste es un libro maravilloso acerca de estar vivos". —Robb Forman Dew, autor de *The Truth of the Matter* y *The Time of Her Life*

"*El lugar entremedio* es inspirador, luminoso y verdadero. Al leer estas memorias me sentí como un miembro honorario de la familia Corrigan… Kelly Corrigan es una escritora maravillosa". —Luanne Rice, autora de *What Matters Most*

"Kelly Corrigan tiene un grandioso sentido del humor, una voz honesta y una brillante manera de decir las cosas como son. *El lugar entremedio* es una carta de amor a la familia, el hogar y la vida".

—Linda Greenlaw, autora de
The Hungry Ocean y *Slipknot*

"Absorbente por completo… Corrigan nos lleva por la calle de la memoria y, al mismo tiempo, por otro camino más oscuro que la mayoría de nosotros no quisiera recorrer nunca. Sin embargo, la seguimos por todo el trayecto gracias a su aguda vista para los detalles y a su gran sentido del humor".

—Cynthia Kaplan, autora de
Why I'm Like This y *Leave the Building Quickly*

"Vemos aquí a una chica testaruda que, bajo la adversidad más severa, se convierte en una mujer fuerte y genuina". —Carolyn See, autora de
Making a Literary Life

"*El lugar entremedio* es una memoria que se lee como novela y canta como un tenor irlandés. Cuando Kelly Corrigan escribe, hace que desees regresar a casa".

—Jacquelyn Mitchard, autora de
The Deep End of the Ocean y *Still Summer*

"Las estrellas de estas memorias (una hija y su despreocupado papá) creen que la risa es curativa. Y te convencerán de ello". —*Good Housekeeping*

"Kelly es una contadora innata de historias que combina un agudo ingenio con una ternura que conmueve el corazón". —*Arkansas Times*

"Las memorias de Kelly Corrigan... son más complejas —y divertidas— de lo que uno jamás podría imaginar... es el relato honesto de una mujer que no teme revelar los aspectos temerosos, inmaduros y celosos de sí misma mientras pinta un retrato de sus juguetones y divertidos padres católicos irlandeses, de sus hermanos que la apoyan y de su esposo que la comprende y la ama". —*San Francisco Chronicle*

"Una montaña rusa emocional... quedas sin aliento al final y, francamente, quieres subirte de nuevo". —*Contra Costa Times*

"La voz de Kelly Corrigan —inteligente, sagaz, infaliblemente honesta y, tal vez lo más inusual de todo, esencialmente feliz— atrae nuestra atención y nos hace sentir complacidos por haber tenido la oportunidad de conocerla". —mommytracked.com

"El encantador y cautivador libro de Kelly Corrigan relata sus intentos por nadar en las aguas del llamado lugar entremedio; es decir, ese tiempo en la vida cuando eres tanto hija como madre". —*Family Circle*

KELLY CORRIGAN

El lugar entremedio

Kelly Corrigan es, por encima de todo, madre. Mientras sus hijos están en la escuela, lee, escribe y crea elaborados proyectos para sí misma, entre los que ahora destacan un guión original y un segundo libro, que está resultando ser sobre la religión de su infancia y como se compara con sus creencias sobre la educación de sus hijas. Kelly también es la creadora de circusofcancer.org, un sitio web que enseña a la gente cómo ayudar amigos con cáncer. Kelly vive en el área de la Bahía de San Francisco con su marido, Edward Lichty, y sus dos hijas.

El lugar entremedio

El lugar entremedio

KELLY CORRIGAN

VINTAGE ESPAÑOL
Una división de Random House, Inc.
Nueva York

La mayoría de todo lo que hago en la actualidad está dedicado a Edward y a las niñas, pero este libro es para Phoebe, quien no me dejó parar.

El lugar entremedio

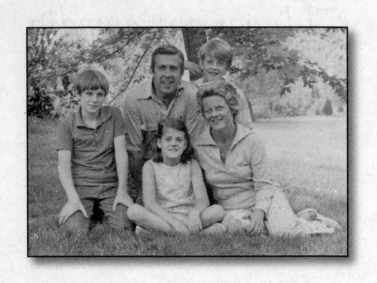

PRÓLOGO

Lo que necesitas saber acerca de mí es que soy hija de George Corrigan, su única hija. Quizá lo conozcas, en cuyo caso sólo omite esta parte. Si no es así, haré lo que pueda para describirlo, pero de verdad, deberías intentar conocerlo.

Él es católico. Eso es lo primero que él querría que tú supieras sobre él. Acude a la iglesia muchas veces por semana. La llama "La casa de Dios" y habla al respecto en términos leales y familiares, tal como los irlandeses hablan acerca de su *pub* de la esquina. Es su local. Cuando tenía setenta años se convirtió en ministro eucarístico y desde entonces ayuda al padre Rich a dar la hostia un par de veces a la semana. En ocasiones, una parroquiana llamada Lynnie lo mira con cierta paz en sus ojos; cuando mi papá me cuenta al respecto se torna sombrío.

También necesitas conocer el asunto del *lacrosse*. Él tiene un sitio en el Salón de la Fama, en parte porque recibió el honor de ser nombrado *All-American* en 1953 y 1954, pero principalmente porque ahora, en su retiro, marcha arriba y abajo de la cancha de mi antigua escuela preparatoria Radnor, lado a lado con un sujeto treinta años menor que él, y entrena a los chicos que desean convertirse en estrellas de *lacrosse*. Yo he presenciado cientos de juegos sentada junto a él; mis dos hermanos jugaron durante años. Dado que yo no soy atleta, me sorprende la pasión que siente por el juego. Él recuerda cada jugada y puede hablar acerca de un solo partido durante horas. Las palabras no significan mucho para mí, pero la emoción no necesita traducción.

Y es un Corrigan. Fue uno de los seis ruidosos y divertidos chicos que crecieron en una pequeña casa de Clearspring Road, en la Baltimore de clase trabajadora. Todos atletas, excepto Peggy, quien era una belleza, y Mary, quien fue actriz cómica. Los otros, los cuatro varones, jugaban *hockey* sobre hielo en el invierno y *lacrosse* en la primavera. La casa tenía tres dormitorios: uno para los padres, otro para las niñas y otro más para los niños. Había un solo cuarto de baño donde se bañaban, un niño después de otro, en una vieja tina con agua tibia, una o tal vez dos veces por semana. Mi tío Gene, quien hizo carrera en el atletismo colegial, a menudo dice en broma que el verdadero atractivo de los deportes eran las duchas calientes y la ropa nueva cada temporada.

Y supongo que sirve de algo que sepas que mi papá era un hombre de ventas. Vendió espacios publicitarios en revistas femeninas durante cincuenta años, antes de que existieran los programas de capacitación para vendedores, las hojas de cálculo de Excel y los teléfonos celulares. Él sólo se sentaba en el asiento delantero del Buick con una taza de café descafeinado en una mano, un mapa en el asiento del copiloto y una lista de sus conocidos en la mente. Guardaba una caja de revistas nuevas en su cajuela todo el tiempo, siempre preparado para convertir a un conocido casual en un nuevo cliente. Solía llamar a su oficina desde teléfonos públicos a lo largo de la autopista interestatal I-95 para decirle a su secretaria, la casi biónica Jenny Austin, cuántas páginas había contratado Noxzema, para pedirle que enviara a la gente de Folger un boceto de la revista del siguiente mes o para averiguar si el tipo de Stainmaster Carpets ya había llamado. La gente lo adoraba.

Hacia el final de su carrera, mi papá cambió de empleo y tuvo un nuevo jefe, un sujeto muy capacitado con maestría que se mostraba a favor del correo electrónico y las bases de datos. Mi papá no cumplía con el perfil. No se presentaba a las juntas semanales. No podía proporcionar la dirección de su amigo en Cover Girl y no sabía con exactitud cómo escribir su apellido. Sin embargo, durante algunos meses vendió una cuarta parte de los espacios publicitarios en la publicación, de manera que, ¿quién podía quejarse? A pesar de su facturación, frustró a ese jefe en particular cada día durante cinco años hasta que, por fin, se jubiló. Escribió "¡Adiós, banda!" en la capa de polvo de la pantalla de su computadora.

Entonces, existen unas cuantas personas a quienes no les agrada George Corrigan. Ese jefe es una de ellas. Creo que otra podría ser Bill, su vecino. Bill les grita a sus hijos, en verdad los regaña. Fines de semana, vacaciones, días de nieve, no importa. Creo que esto es imperdonable para mi papá. O tal

vez Bill no está encantado con mi papá. Incluso es probable
que piense que mi papá no es sino un bufón debido a esa risa
fácil y ahogada que flota hasta el patio trasero de Bill en el
verano, cuando salimos a la terraza a beber una Bud Light.
Sin embargo, el vecino y su último jefe son las únicas dos
personas que de momento me vienen a la mente a quienes no
les agrada mi papá. A lo largo de treinta y tantos años me han
detenido en la gasolinera, en el mercado público y en el club
de natación para decirme algo como: "¿Tú eres la hija de
George Corrigan? Qué tipo. Qué sujeto tan magnífico".
Creo que la gente lo quiere porque su programación de
fábrica es el deleite manifiesto. Él está preparado para sorprenderse por tu humor, tu inteligencia, tu blanca sonrisa,
incluso tu saludo de manos; está garantizado: algo que tú
hagas va a encantarle. Algo hará que él sacuda después la
cabeza, incrédulo, y me diga: "¡Cariño, qué sujeto!" o
"¡Cariño!, ¿no es maravillosa?". Las personas se alejan de él
con la sensación de que están en su juego, incluso si sospe-
chan que él los puso allí.
    Él hace eso también por mí. Él me hace sentir inteligente,
simpática y hermosa, lo cual se ha convertido en el calvario de
los pocos hombres que me han amado desde entonces. Él me
dijo en una ocasión que yo era una gran conversadora. Y eso
fui. Yo era una gran conversadora y también era *creativa,*
noción que él implantó en mi mente cuando yo cursaba la
escuela primaria y elaboraba enormes e intrincados *collages*
con sus revistas viejas. Él me definió primero, como lo hacen
los padres. Esas caracterizaciones tempranas pueden convertirse en la resplandeciente autoimagen que adoptamos o en la
percepción reprimida y limitada contra la cual luchamos
durante toda la vida. En mi caso, él me ve como me gustaría

ser vista. De hecho, ni siquiera estoy segura de lo que es verdadero en mi persona dado que siempre he elegido creer en su versión.

Yo pude haber tomado cualquier camino. Como ya dije, no fui una atleta y sólo fui una estudiante promedio. Fui una chica fiestera que fumaba cigarrillos, una muchacha vanidosa que pasaba largas horas frente al espejo y me cortaba el cabello yo misma, según fuera necesario, antes de las fiestas. En más de una ocasión robé lápices labiales o sombras para los ojos de la farmacia. Usaba el fijador Final Net de mi mamá sin permiso y para lograr un efecto apabullante. Fui suspendida durante una semana en segundo año de preparatoria por emborracharme en un evento semiformal. Me caí de las escaleras, con florecitas prendidas en el cabello y pantimedias nuevas color bronceado desgarradas por detrás. Una ruina de poliéster blanco.

Mi papá vino a recogerme. Según recuerdo, él estaba tranquilo. Hubiera sido absurdo para él decirme algo como: "Estoy muy decepcionado". No estaba decepcionado; ni siquiera sorprendido. Este tipo de cosas suceden con frecuencia con los adolescentes.

Mi madre, por su parte, estaba fuera de sí. Ella creció en un estricto hogar alemán donde este tipo de comportamiento hubiera ameritado un mes o tal vez dos en el sótano. Ella había invertido muchas largas horas en asegurarse de que yo no era el tipo de chica que haría algo así. Recuerdo que escuché discutir a mis padres la mañana posterior al baile.

—Mary, no puedes prohibirle salir durante un mes. Ella se sentirá muy avergonzada en la escuela. No tienes que castigarla.

—*Debe* ser una broma eso que me dices. ¿Lo que quieres

decir es que crees que *está bien* que nuestra hija de quince años se emborrache en una función de la escuela?

—Mary, vamos —él rió al decir esto—. ¿Crees que ella fue la única que bebió unas cuantas cervezas antes del baile?

—Desde luego que no. Estoy segura de que noventa por ciento de esos chicos bebió algo antes del baile, pero Kelly *se cayó de las escaleras,* George. No bebió *unas cuantas cervezas.* Estaba *borracha.*

Entonces, lo que yo escuché de boca de mi papá fue: ella está bien, es una muchacha normal. Lo que escuché de boca de mi mamá fue: ella es una salvaje y empeora cada vez más.

La verdad es que yo era salvaje pero me encontraba en camino de estar bien.

Alrededor de veinte años más tarde, después de estar bien, llamé a mis padres desde la sección de maternidad y les dije entre lágrimas: "Mamá, Papá, es una niña. Papá, le pusimos tu nombre. La llamamos Georgia".

Tres años después de ese acontecimiento, casi en la misma fecha, llamé a casa para informar a mis padres que tenía cáncer.

A eso se refiere todo este asunto. A llamar a casa. Por instinto. Incluso a pesar de que todos los documentos (una licencia de matrimonio, un contrato de propiedad ante notario, dos certificados de nacimiento y siete años de reembolsos fiscales) indican con toda claridad que eres un adulto, al mismo tiempo allí estás, aferrada al teléfono y agradecida a Dios porque aún eres la hija de alguien.

PRIMERA PARTE

George Orwell dijo en una ocasión algo relacionado con
    que la infancia necesariamente crea
        un mapa falso del mundo
    pero es el único mapa que tenemos y, sin importar
        lo viejos que seamos, a la primera señal de problemas
        corremos hacia esos fabulosos países.
            Así es para mí.

I

≍ *Lunes, 2 de agosto de 2004* ≽

Agosto es un mes terrible para nacer.

Yo aspiro a ser una persona realizada que ya no necesita ni desea que su cumpleaños reciba atención. Combato la urgencia de planear algo. *Es tan egoísta,* me digo. Sin embargo, éste (treinta y siete), éste va en camino de convertirse en el cumpleaños más mundano y carente de inspiración hasta la fecha y no estoy segura de poder ignorarlo.

PARA: Las damas
REF: Almuerzo
FECHA: Lunes 2 de agosto de 2004

Como estoy segura de que recordarán, mi cumpleaños es el 16 de agosto. El mío y el de Georgia, el de Madonna y el de Menachem Begin. Sin embargo, este año sólo quiero celebrar el mío. ¿Puedo convencerlas para que se reúnan conmigo a almorzar en San Francisco? ¿Tal vez en algún lugar con terraza donde sirvan algún cóctel helado al mediodía? Infórmenme si pueden escaparse el sábado 21 de agosto y yo les informaré el sitio.

Con amor,
Kel

P.D. Las personas portadoras de regalos serán lapidadas hasta la muerte.

Oh, qué más da, pienso al notar que mi infantil necesidad de festejar mi cumpleaños ha ganado otra vez. *Lo intenté.* Pulsé el comando de enviar y comencé con mi rutina: ponerme los pantalones de yoga de ayer (en realidad, no practico yoga), combinarlos con una nueva camiseta verde de Costco, tostar *waffles* congelados para Claire, preparar un *bagel* con queso crema para Georgia, exprimir jugos para ambas, asegurar a las niñas en los asientos del auto, dejar a las niñas en el preescolar, regresar a casa a mover cosas (platos a los estantes, latas al bote de reciclaje, calcetines a la canasta de ropa sucia, facturas al montón, zapatos al armario). A las once y media, después de haber perdido toda la mañana en un par de docenas de tareas de cinco minutos, es hora de salir a recoger a mis hijas y comenzar con la rutina vespertina, la cual es tan aburrida y típica como la matutina, de manera que te la ahorraré.

Edward, mi esposo durante cuatro años y padre de estas niñas, viajó a Filadelfia por negocios. Por lo regular, él baña a las niñas; es su tiempo para estar con ellas al final de cada día y, con base en lo que he escuchado, por lo general comienza de manera placentera, pronto se convierte en agotadora y después, cuando se apagan las luces, regresa en círculo a ser un deleite. El hecho de que él arrope a las niñas en sus camas "después de un día largo y difícil en la oficina" hace que mi madre lo adore. Y así debe ser. Él ofrece un servicio completo.

Esta noche en particular, después de lavar las migajas de *nuggets* de pollo de sus platos y de negociar con éxito un intercambio de diez ejotes por un puñado de chispas de chocolate, subo a las niñas al baño. A Georgia le gusta lavarme el cabello. Le agrada ser la mamá. Le gustaría lavar también el cabello de su hermanita, pero Claire no accede. Cuando Edward está de viaje, con frecuencia descubro que he sido convencida de meterme a la tina para que las niñas puedan verter demasiado champú en mi esponjado cabello castaño. Esta noche es una de esas noches, excepto que hoy, al subir la mano por mi pecho para retirar un poco de jabón de mis ojos, creo sentir algo duro justo allí, debajo de la piel. Lo toco una vez y lo presiono con suavidad con la palma abierta de mi mano y entonces, después de que un destello de conmoción me atraviesa, me obligo a enfocar mi atención completa en bañar a las niñas.

Mis hijas son buenas: una es regordeta, otra es delgada; ambas son simpáticas. Claire tiene año y medio y Georgia cumplirá tres la próxima semana. Parecen mayores, pero por distintos motivos. Por lo regular, Georgia me confunde con preguntas como: "¿*Devastado* significa *arruinado*?" o "¿Qué significa *lenguaje*?". Claire supera al cien por ciento de sus congéneres en estatura, peso y tamaño de cabeza. Adoran a Van Halen y a la masa Play-Doh y les encanta pelear por las viejas ligas de plástico y los broches que nunca permanecen en sus cabellos. Las amo con locura y espero que sean las hermanas mayores de más niños como ellas.

Mientras me seco, sé que tengo que tocarlo de nuevo sólo para asegurarme de que estoy equivocada. No lo estoy y entonces comienzo a moverme a paso maniático y a dirigir a las niñas con esa manera extraña y tensa que las madres de las películas emplean cuando descubren que una bomba está a punto de estallar en su sótano, justo debajo de donde sus hijos disfrutan jugar con sus Legos.

—Georgia, cariño, necesito que te pongas tu pijama ahora mismo y te reúnas conmigo en la parte superior de las escaleras. Claire, recoge esa bata y tráemela de inmediato. Vamos, cariño. En este minuto.

Mientras les doy instrucciones, marco el número de teléfono de la casa de mi ginecóloga y obstetra. La doctora Birenbaum también es mi amiga Emily y vive a unos diez minutos de distancia. Ella responde y puedo escuchar en el fondo los balbuceos de su bebé de diez meses. Emily está contenta de recibirnos y de hacerme una rápida revisión.

Es tarde y afuera está oscuro. En el corto trayecto escuchamos el CD de *American Idol* que la amiga de Georgia dejó en nuestro auto. Las niñas están fascinadas por el paseo en pijama en lugar de ir a la cama. Les digo que iremos a un baile en casa de Emily.

—¿Mami? ¿Mami? ¿En casa de Emily? Cuando hagamos el baile, Claire no podrá bailar sobre la mesa porque podría caer y tendría un yeso, ¿verdad, mami? —pregunta Georgia. Hace poco impresioné a Georgia con una historia acerca de un

niño que se rompió una pierna al saltar sobre una cama.
Estuvo enyesado durante seis semanas—. Porque llorará y tendrá que ir a un hospital a que la inyecten muchas veces. ¿Verdad, mami?

Yo había enfatizado lo desagradables que son los hospitales.
Entonces me escucho decir:

—Es verdad, preciosa. Médicos, hospitales, muchas inyecciones.

Emily me examina en el sofá. Bromeamos acerca de que su
esposo podría llegar a casa y encontrarme semidesnuda en el
sofá con los brazos sobre la cabeza. Yo digo que sería bueno
que él estuviera allí para poder tener dos por uno. Georgia y
Claire están encantadoras y preguntan si Emily también les
hará cosquillas a ellas. Después se hacen exámenes de mama
una a la otra.

—Es probable que se trate de un quiste —me asegura
Emily.

Dejo Berkeley veinte minutos más tarde y me siento aliviada por contar con un médico. Emily ordenará una mamografía para mí dentro de un par de días, sólo para asegurarnos.

Llego a casa, llevo a las niñas a sus camas, una por una, y
espero la llamada de Edward desde su viaje de negocios. Él
trabaja para TiVo y ha ido a Filadelfia a negociar un acuerdo
con Comcast. Cuando llama, me cuenta los acontecimientos
principales de su día: el contrato va en avance, están atorados
en un tema, uno de los tipos es un verdadero sinvergüenza.
Nos decimos lo cansados que estamos. Él menciona que le
duele la garganta.

Entonces, en un tono cuidadoso y controlado, le digo:

—Pues cuando estaba en el baño con las niñas, ya sabes,
me lavaba y sentí una bolita. —Mientras hablo, la toco una y
otra vez, como cuando estás por perder un diente o tienes una

úlcera bucal y cada vez te sorprende que aún esté allí—. Es dura como una piedra. Está *allí*. Tú no lo creerías.

Le digo todo lo que Emily me dijo; que es dura, lo cual es malo, pero es movible, lo cual es bueno, y que las bolitas tienden a ser quistes en mujeres jóvenes.

—De acuerdo, eso es bueno. Y no hay cáncer de mama en tu familia, lo cual es bueno. Esperemos que puedas hacerte la mamografía mañana o pasado mañana para poder estar seguros —dice él, muy en su papel. Él es un hombre de razón, mi esposo. No cede a la preocupación—. Va a ser un quiste —agrega. Colgamos unos minutos después y ambos proyectamos optimismo.

Sin embargo, a solas en mi habitación siento que se enciende una alarma. Estiro mi cuerpo entero sobre la cama para amortiguar el penetrante sonido. Para poder dormir leo un artículo largo del *National Geographic* de hace diez años acerca del huracán Andrew, en Florida. En la portada aparece un marino sucio, pegajoso y quemado por el sol que sostiene en brazos a un bebé que se ha quedado sin hogar. El tipo que escribió el artículo dice que, en el curso de diez días, el huracán se desencadenó después de comenzar como una serie de tormentas eléctricas hasta convertirse en una tormenta tropical. Con el tiempo mostró su verdadera naturaleza como el implacable huracán que fue. Un reportero de televisión local llamado Bryan Norcross permaneció en el aire durante veintidós horas seguidas para "hablar con sus oyentes durante las horas más terroríficas de sus vidas y decirles cómo encontrar lugares seguros en las casas que el viento deshacía en pedazos". Por lo regular, no suelo aguantar más de dos páginas por noche; no obstante, esta noche continúo hasta terminar. Tengo que caminar por el puente que conduce desde el pánico y el esfuerzo hasta la renovación. Tengo que llegar hasta el final, hasta el sitio donde la devastación abre paso al renacimiento. Leo esa frase una y otra vez hasta que estoy lista para apagar la luz.

"Siete semanas después de la tormenta hay señales de recuperación. Muchos árboles están cubiertos de brotes nuevos. La energía eléctrica se ha restablecido. Será un lugar espléndido una vez más".

2

Crecí en Wooded Lane, a un kilómetro y medio de distancia de la Universidad Villanova, en los suburbios de Filadelfia. Wooded Lane contiene alrededor de treinta casas y cada una de ellas es una réplica exacta de las demás. Si sabías dónde estaba el baño en casa de los Wilson, podías encontrarlo en casa de los Walsh. Nuestra casa, en el número 168 de Wooded Lane, es la última de la calle y una de las cuatro originales. Tiene tejas marrones elegantes en la fachada, pero los otros tres costados tienen perfiles de aluminio, lo cual la convirtió en una opción accesible como el primero y único hogar de mis padres.

Tengo dos hermanos mayores: GT y Booker. En ciertos aspectos son difíciles de distinguir. Ambos viven para los deportes, cuentan buenas historias y animan todas las fiestas a las cuales asisten. Se comen cualquier cosa que les pongas enfrente, ninguno se jubilará nunca y ambos lloran cuando hacen un brindis.

En otros sentidos resulta difícil creer que son parientes. GT se preocupa por todo desde que nació y Booker parece deslizarse a través de la vida como si ésta fuera un parque acuático gigantesco. GT es sabio, ambicioso y siempre está ocupado. Ha escuchado a la sinfónica, posee un esmoquin y conoce la diferencia entre un vino pinot noir y un cabernet. Booker, un hombre Budweiser, bien podría desempeñar el mismo empleo por siempre. Es profesor de gimnasia y entrenador de *lacrosse* de preparatoria. Nunca pediría más que algunos tiros gratuitos de golf al año y una temporada ganadora para los Flyers.

De cualquier manera, después de que Booker nació en una cesárea de último minuto, el hospital les recomendó a mis padres que no tuvieran otro bebé. Sin embargo, continúa el relato, mi papá deseaba tanto tener una niña que me concibieron. Supongo que es posible que tuvieran otro varón, pero nunca lo parece cuando mi papá cuenta la historia.

Mis hermanos compartían una habitación, pero yo tenía una propia, un país de las maravillas de zaraza color rosa detrás de una puerta falsa de Sears que estaba cubierta de calcomanías de Wacky Packages, como los autos de carreras Shot Wheels y el cereal Cap'n Crude. Más tarde quité las calcomanías y cubrí las zonas molestas que no se despegaron con frases de James Taylor, las cuales copiaba de las portadas de los discos de acetato en papel grueso y con una pluma de caligrafía que no hacía mi letra manuscrita más caligráfica que con un bolígrafo cualquiera. Dado que yo era muy intensa, incluso quemaba los bordes del papel.

Desde mi escritorio podía ver el patio trasero, que puede haber sido el motivo por el cual mi papá quiso comprar esa casa. Era un rectángulo grande y plano con un canal de drenaje que marcaba un extremo y un pequeño jardín que marcaba el otro extremo. El patio fue conocido como Campo Lambeau en honor al estadio donde juegan los Packers de Green Bay. Creo que los hermanos Connor lo nombraron así o tal vez fueron los hermanos Kelly; de cualquier manera, en ese sitio se jugaron miles de juegos de "Camisetas" contra "Sin Camisetas" y yo presencié muchos de ellos desde mi habitación. En más de una ocasión bajé a las zonas exteriores del campo con limonada y galletas de vainilla (después de cambiarme de ropa muchas veces, de arreglarme el cabello y de ponerme brillo en los labios con un toque de Vaseline). En un buen día, cuando la luz era adecuada y antes de que la universidad agregara actividades a mi cuerpo, hogar permanente de la pereza, alguien pudo decir que yo era bonita. La mayoría de los días sólo era considerada una más de las muchas chicas del vecindario.

El Campo Lambeau también era el hogar de los tomates de mi papá, los cuales cultivaba cada verano.

—¡No habrá fotografías hoy, amigos! ¡Ni autógrafos! —les gritaba a los chicos en el campo mientras cruzaba los límites con un atado de estacas. ("Celebridad en busca de una tregua con sus admiradores" era uno de sus papeles favoritos. Yo lo he visto representarlo para turistas japoneses en las esquinas de las calles de Nueva York y para ancianitas en el estacionamiento del supermercado, sorprendidas y confusas todas ellas).

—¿Necesita ayuda, entrenador Corrigan? —decían los chi-

cos en referencia al valorado puesto de mi papá como entrenador principal del equipo juvenil local de *hockey* sobre hielo.

—No, gracias, chicos. ¡Jueguen! —mi papá nunca hubiera
interrumpido un juego.

Ellos retomaban el partido, él comenzaba a colocar sus
plantas y yo tomaba nota de todo mientras trabajaba en alguno
de mis muchos proyectos, como la elaboración de un nuevo
letrero para mi puerta con mi nombre o cortar el cuello de otra
camiseta en el ángulo preciso al estilo de *Flashdance*.

—Oh, mierda —escuché decir a mi papá cierto día, lo cual
provocó una pausa en el partido.

—¿Qué sucede? —preguntó Booker. Entonces, escuché
que seis chicos estallaban en carcajadas.

—¡Oigan! ¡Aquí arriba! ¿Qué ocurrió? —grité desde detrás
de mi ventana con malla contra mosquitos.

—¡El diente de Papá voló! —respondió Booker a gritos—.
¡Estornudó su diente frontal!

Para cuando salí, todos los chicos buscaban el diente entre
la tierra y mi papá les explicaba que su dentista amigo, Punchy
(Puñetazo) Peterson, ¿o era Ironhead (Cabeza de Hierro) Kea-
ting? había varios apodos, le había advertido que, si no se ponía
una dentadura parcial, uno de estos días podría sucederle
algo así.

—Sólo me complace que esto me haya ocurrido aquí con
ustedes, cabezas de chorlitos, en lugar de en una junta de
negocios. ¿Pueden imaginar que el viejo Greenie disparara un
diente a través del escritorio de un cliente?

Con frecuencia se refería a sí mismo como "Greenie," o el
Hombre Verde, el cual es un sobrenombre que sus hermanos
le pusieron muchos años atrás, después de un largo paseo en
un automóvil atestado cuando un caso de gasolina defectuosa
tornó verde el aire que rodeaba a mi papá.

Los chicos del vecindario recorrían el jardín y reían durante el transcurso de una búsqueda relajada. Yo estaba apoyada contra mi papá, quien me rodeaba con un brazo.

—¡Continúen, muchachos! Va un dólar para quien lo encuentre.

En ese tiempo, una recompensa de un dólar era suficiente para comprar cuatro Coca-Colas.

Algunos chicos cavaban la tierra y otros rebuscaban entre el césped. Yo sólo me quedé parada junto a mi papá dado que podía obtener un dólar de él en cualquier momento y sin ofrecer nada a cambio. Pasaron los minutos y el empeño comenzó a desvanecerse.

—¡Chicos! ¡Aumentémoslo a dos dólares! ¡Dos dólares de inmediato para quien encuentre el diente!

—Entrenador, ¿qué tipo de dientes tiene usted, en cualquier caso? Quiero decir, ¿cómo fue que salió disparado de su boca?

—Por Dios, Timbo. No creerías la manera como solíamos hacer las cosas. O sea, creo que tenía alrededor de veinte huecos para cuando cumplí diez años y usé frenos durante, Dios, calculo que siete años. El consultorio del sujeto estaba sobre una cochera. Es probable que ni siquiera tuviera un título —explicó, o algo así—. Muchachos —gritó a los chicos que aún buscaban—, ¡vayamos por cinco! ¡Cinco dólares por ese diente!

Lo anterior motivó la acción durante un rato; sin embargo, después de diez minutos, la cacería fue declarada infructuosa.

—Supongo que lo mejor es que llame a ese sujeto y averigüe si puedo ir allá hoy mismo. ¡Continúen, muchachos! Cariño, ven conmigo. Él me atenderá mucho mejor si te ve —me dijo.

Cuando llegamos al consultorio del dentista, mi papá montó un gran espectáculo para presentarme con la secretaria, a quien él mismo apenas conocía.

—Candy, ella es mi hija, Kelly Corrigan —dijo, como si yo fuera una persona a quien Candy quisiera conocer, alguien a quien recordaría haber conocido.

—Hola, Kelly —respondió ella y siguió el juego de mi papá.

—Hola.

—Bien, señor Corrigan…

—¡George! Por favor, Candy, ¡llámeme George!

—Bueno, si espera aquí, George, creo que podremos atenderlo, pero tal vez tenga que esperar una hora o algo así.

—¡Le diré algo, Candy! —exclamó él como si estuviera a punto de anunciarle algo emocionante—. ¿Por qué no vamos Kelly y yo a hacer algunos mandados y regresamos en cuarenta y cinco minutos?

—¿Está seguro? —preguntó ella mientras miraba su sonrisa de niño de seis años.

—Sí —respondió él—. ¿Quién mira a un chivo viejo como yo?

Cuando no se refería a sí mismo como Greenie o el Hombre Verde, mi papá se decía a sí mismo "chivo viejo".

Candy y yo hicimos contacto visual y creo haber sido capaz de transmitirle que, a pesar de que la mayoría de los adultos no circularían por la ciudad sin un diente frontal, aquella conducta coincidía con los procedimientos generales de operación de George Corrigan. Salimos.

Después de pasar por la gasolinera de la costa, donde mi papá le gritó un cumplido a Pete, el propietario, por los nuevos maceteros junto a la puerta frontal, nos dirigimos hacia el mercado público. La primera persona que nos encontramos fue Frank Tolbert, quien esperaba en la fila de la tienda de carnes frías.

—¡Zurdo Tolbert! ¿Cómo estás? —dijo mi papá entre risas y mordidas a su labio inferior, como si fuera un castor.

—¡Bien, bien, George! ¿Qué sucedió?

—Zurdo, ¡no lo creerías si te lo contara! ¡Pero no es nada que me detenga la próxima semana en la cancha, de manera que más te conviene afinar ese giro de revés! —enseguida volvió su atención a la chica preparatoriana que se encontraba detrás del mostrador y le dijo—: Deberías ver a este tipo intentar devolver mi servicio. ¿Qué tal está hoy el rosbif? Me encanta el rosbif que tienen ustedes.

Ella respondió que el rosbif estaba bueno, como siempre. Luego inclinó la cabeza y alzó las cejas con impaciencia, carente por completo de interés en la historia detrás del diente ausente, en el hecho de que el Zurdo tenía problemas para proteger el callejón o en el hecho de que mi papá prefería el rosbif de esa tienda sobre el de todas las demás.

—Um, hay fila —dijo ella.

—¡Oh, Dios, lo lamento! ¡Tú eres una chica trabajadora! —exclamó mi papá—. ¡Llevaré medio kilo de tu mejor rosbif!

Así era la relación de mi papá con el mundo; él prestaba más atención a las cosas buenas que a las malas y perdonaba casi todo sin esfuerzo: la malhumorada chica en la tienda de carnes frías, los chicos que destruían su jardín con sus tacos, la hija que cortaba sus camisetas nuevas para parecer estudiante de Juilliard.

Cuando yo cursaba el primer año de preparatoria, GT cursaba el cuarto y Booker el tercero. Ese año, mi papá recibió la responsabilidad de la rutina de las mañanas por parte de mi mamá, cuyo reino implicaba las molestias habituales: es hora de levantarse, tu desayuno está en la mesa, no olvides tu libro de biología, dije que ya es hora de levantarse, no llevarás esos jeans a la escuela, ¿es rímel lo que veo en tus pestañas?

Con mi papá a cargo, las cosas cambiaron.

—¡Cariño! —gritaba al tiempo que abría las persianas de plástico y encendía la luz—. ¡Vámonos! ¡Será un día grandioso!

Si yo esperaba un momento, él se marchaba y repetía el mismo acto en la habitación de al lado con GT y Booker. Él personalizaba el saludo con pequeñas frases adicionales como:

—¡Booker, el Hombre de los Libros, Ciudadano Libro! ¡Hoy es el día para sobresalir en ese examen de matemáticas! ¡G, un gran partido te espera esta noche! ¡Veo tres anotaciones consecutivas!

Cuando sus escándalos acostumbrados no conseguían que pusiéramos los pies en el suelo, caminaba por el pasillo hasta su habitación y abría la ventana. Con las manos en forma de bocina junto a la boca, gritaba:

—¡HOLA, MUNDO!

Y después se respondía a sí mismo en su espectáculo de un solo hombre al adoptar el papel del mundo:

—¡Hola, Georgie!

—¡VOY A SALIR A ATRAPARTE, MUNDO!

A lo cual respondía el mundo, como cabe esperar que lo haría:

—¡Aquí te espero, Georgie!

Entonces daba la vuelta y se dirigía hacia nuestras habitaciones mientras emitía aullidos en una especie de batalla festiva.

Después de un par de años de esto, yo sólo podía deducir que el mundo era un lugar seguro. De hecho, de acuerdo con mi papá, el mundo era más que seguro: tenía sentido del humor, conocía tu nombre y te esperaba allá afuera. Diablos, incluso te aplaudía.

3

Despierto con Georgia a unos cuantos centímetros de mi nariz, quien me notifica con urgencia que Claire está lista para levantarse. Las adoro por las mañanas, después de haber olvidado algo crítico sobre ellas durante la noche, algo magnífico y, en última instancia, adorable.

—Claire está llorando —dice Georgia.

—Sí —respondo y me levanto de la cama—. Eso es lo que hacen los bebés. Así es como ellos atraen nuestra atención. —Juntas, Georgia y yo caminamos de regreso a la pequeña habitación azul donde duerme Claire—. Tú solías llorar todo el tiempo. Pero ahora puedes hablar —le digo con la intención de venderle la idea de que las niñas grandes emplean palabras. Cuando abrimos la puerta de Claire, su rostro está mojado y rojo debido al drama de la separación. Hay tres o cuatro muñecos en el suelo, alrededor de su cuna.

—Está bien, Clairey. Aquí estoy. Vamos. Arriba, arriba —la abrazo para que sepa que está a salvo y después la acuesto en la cama para cambiarle el pañal empapado—. Ésa es mi niña. ¿Estás lista para el día?

Claire parece estar lista.

Después de unas abreviadas carreras matutinas, entrego a mis hijas a Sophie, nuestra nana regular, y me dirijo hacia Alta Bates Imaging Center.

La sala de espera es como el Departamento de Transportes con alfombra. Hay imágenes "inspiracionales" enmarcadas en púrpura a lo largo de las paredes. Alrededor de veinte mujeres (algunas aburridas, otras inquietas) esperan a que las llamen por sus nombres. Una animada técnica pronuncia mi nombre y luego me explica que tomará dos imágenes de cada pecho y que no le tomará más que un par de minutos. Mientras ella comprime mis pechos entre dos placas de metal, le digo:

—Desde que amamanté a mis hijas, mis pechos son sólo bolsas vacías. Apuesto a que puedes lograr que esas dos placas se besen.

Su sorpresa parece genuina cuando acerca las placas cada vez más entre sí hasta que sólo quedan a cuatro centímetros de distancia. Soy copa C; por tanto, cuatro centímetros de separación bien pueden causarte un sobresalto.

Ella me deja allí con una revista *Elle Décor* mientras lleva mis imágenes al médico. En el tiempo que me lleva dar un vistazo a la revista, regresa.

—El doctor me pidió tomar unas cuantas imágenes más.

Venga aquí y terminemos con esto. Será muy rápido —me dice.

De pronto estoy tan alerta como lo estaría si escuchara que mi puerta principal se abre en la mitad de la noche.

Yo la miro con intensidad mientras ella manipula mis pechos. Estamos a sólo unos centímetros de distancia y parecería razonable pensar que si ella ya supiera algo terrible yo sería capaz de notarlo. No formulo pregunta alguna, como: ¿Es inusual que el doctor quiera más imágenes? O, ¿Estaba descompuesta la máquina? Pero si ella me mirara, podría leer mi expresión como si fuera la noticia de primera plana de MSNBC. Si ella me mirara, sabría decirme algo tranquilizador. No lo hace. Cumple con el procedimiento y, en un instante, me encuentro sola de nuevo con *Elle Décor* y me percato del peso de las páginas y de lo lustrosas que son. Hay un anuncio de una cocina elegante de acero inoxidable con una voluptuosa ama de casa que sonríe con serenidad mientras barre un piso inmaculado. Sus pechos son perfectos.

—Señora Corrigan, el doctor White quisiera hablar con usted acerca de sus imágenes. ¿Por qué no se viste de nuevo? La acompañaré a su consultorio.

Prácticamente puedo saborear la adrenalina en mi boca mientras me estiro para tomar mi sujetador.

El doctor White (el lamentable, viejo e incómodo doctor White) contempla mi expediente mientras me explica que debo hacerme una biopsia tan pronto como sea posible. Detrás de él, las imágenes de 20 x 25 centímetros de mis pechos están sujetas a una caja de luz en la pared. Yo hago rechinar mis dientes.

—Estoy muy preocupado por, bueno, por la masa —dice al tiempo que señala un perfil de mi pecho y, en específico, una zona blanca y fibrosa detrás de mi pezón que parece un cometa con cola. Entonces, sólo debí sentir la punta—. Le ordenaré una biopsia por punción para el viernes por la mañana y después volverá a este consultorio.

Quisiera saber qué es una "biopsia por punción", pero me interesa más saber por qué está "preocupado". Él dice que la masa es bastante grande, tal vez de siete centímetros, y que parece una *explosión*. Ésa es la palabra que él elige utilizar. Me siento como una niña de cuatro años de edad que ha vagado por el supermercado y de pronto se da cuenta de que la mujer que pensó que era su madre en realidad es una desconocida, que cada pasillo al cual se asoma está vacío y que cada voz que escucha no es la correcta. Lágrimas ardientes comienzan a escurrir por mis mejillas. Puedo ver que mi reacción inquieta al doctor White, pero no lo inquieta tanto como para ofrecerme alguna esperanza. No me dice: "Oh, ya veo que la he alarmado…". No me dice: "No se adelante". No me dice: "Muchas veces, estas imágenes de mamografías pueden ser imprecisas".

Dice:

—Entonces, ¿puede estar aquí el viernes? ¿A las diez de la mañana?

Yo asiento al tiempo que enjugo mis lágrimas con los dedos.

Él me envía a la sala de espera mientras me confirman el horario de la biopsia. Sentada allí, con la palabra "explosión" en los oídos, siento nostalgia por el lunes en la mañana, cuando mi gran proyecto era organizar un almuerzo de cumpleaños, cuando todo era tan mundano e insignificante como podría ser. Las lágrimas no dejan de brotar. Puedo sentir que la gente me mira, como la dama sentada a dos asientos de distancia. Ella es delgada y pulcra; se sorprende cuando le digo que vengo sola, que conduciré mi auto en un minuto, que me dirigiré a casa para liberar a la nana, que prepararé macarrones con queso para las niñas. Ella me ofrece llevarme a casa o llamar a un taxi, pero yo me aparto de ella, incapaz de soportar su gentileza.

No puedo salir de esa sala con suficiente rapidez. Me siento cargada, como una vaca en el campo que puede sentir la electricidad errática que sube desde el suelo. Voltaje de cosquillas, le llaman. Sucede en los prados donde han sido enterrados muchos cables eléctricos y, en ocasiones, las descargas son suficientes para electrocutar a los animales. A salvo en mi auto estacionado, llamo a Edward.

—Edward, quieren que me haga una biopsia. El viernes. El doctor dijo que estaba "muy preocupado". Dijo que parecía "una explosión". Mide como siete centímetros, Edward. ¿Recuerdas a aquella mujer del trabajo? ¿La que tuvo cáncer de mama? Su tumor era de un centímetro. Era como una perla, como un guisante. Siete centímetros es tan grande como una tarjeta de crédito o… —miro mi mano— como un dedo meñique. Dijo que tiene *tentáculos*. Yo lo vi. Parecía un pedazo de calamar frito. No podía mirarme siquiera, Edward. Nunca establecimos contacto visual.

Edward ha tomado mi llamada en medio de una junta de negocios; salió de la sala de conferencias "por un minuto", sin dar explicaciones, y ellos esperan que regrese para continuar con la presión. Nadie piensa que se trata de su esposa que llama desde un estacionamiento para hablar sobre una "masa" que "explotó" en su pecho.

—De acuerdo. Um, de acuerdo. Bien, debo ir a casa. Volveré a casa. Permíteme cambiar el vuelo y volveré a llamarte, ¿de acuerdo?

El miedo es físico: la ligera presión sobre mis ojos, la incapacidad para concentrarme, la respiración superficial. Si yo fuera un puercoespín, mis espinas estarían tan extendidas que quedaría atrapada en el asiento delantero.

Cuando llego a casa, la nana está ansiosa por contarme los

sucesos de la mañana. Puedo escuchar a las niñas en el piso superior.

—Muy bien, Georgia es muy inteligente. Recuerda cada cuento que le he contado...

Yo intento sonreír, intento escuchar a Sophie, mirarla, pero tiemblo tanto que bajo la cabeza y muevo mis cosas en el interior de mi bolsa en busca de mi cartera, supongo que para hacer un poco de tiempo y decidir cómo pedirle su ayuda para el viernes por la mañana.

—Entonces, ¿podrías venir el viernes por la mañana? —pregunto de pronto e ignoro su reporte acerca de las notables cualidades de Georgia.

—Sí —responde ella y olvida su historia—. Desde luego.

Hay un momento de silencio. Sophie me mira directo a los ojos y yo exploto.

—Tengo una bolita. Hay algo en mi pecho. Me hice una mamografía. Quieren hacerme una biopsia. No sé.

Ella me abraza. Mi nana de diecisiete años de edad me abraza y me acaricia la espalda. Y yo se lo permito.

Edward llega a casa a la mañana siguiente. Esa noche, después de que las niñas nos agotan con la rutina acostumbrada de preguntas invencibles e incansables pleitos, nos dirigimos a la cama.

—Entonces, ¿cómo te sientes con todo esto? —le pregunto mientras me pongo la blusa de mi pijama.

—¿Con la biopsia? Creo que saldrá bien —responde al tiempo que arroja su camiseta al suelo, a unos treinta centímetros de distancia del cesto de la ropa sucia.

—Eso es bueno, supongo —no me agrada su respuesta.

Me hace sentir sola y un poco loca. Espero que él me pregunte cómo me siento yo.

—¿A qué hora dijiste que era? ¿A las diez? —pregunta.

—Sí, pero debemos irnos a las nueve para recoger primero las imágenes de la mamografía —continúo con la logística del día, pero aún espero poder hablar de cosas más importantes—. Entonces, ¿sólo te sientes superoptimista, como si se tratara de un ensayo de evacuación en caso de incendio…?

—No —él está a la defensiva—. Sólo creo que no tiene caso preocuparse demasiado antes de saber algo.

—Yo estoy demasiado preocupada —admito, ahora también a la defensiva—. Supongo que es porque no viste lo que yo vi ayer. Las imágenes de la mamografía eran una cosa, pero el doctor, quiero decir, te lo dije, estaba muy serio. Su actitud era *grave*, Edward.

—Sí, pero, como tú siempre dices, Kelly, no sabes lo que sucedió en su vida cinco minutos antes de que entraras a su consultorio. Puede haber tenido una discusión con su jefe o descubrió que su hijo fue expulsado de la universidad. Tal vez su esposa acaba de pedirle el divorcio; no lo sé. Tal vez no deberíamos malinterpretar su estado de ánimo —arroja el cojín decorativo al suelo y retira la colcha.

—Sí, bueno, una cosa que sucedió cinco minutos antes de que yo entrara a su consultorio es que vio cuatro imágenes de una masa y él sabe, después de treinta y cinco años de mirar esas cosas —mi voz se quiebra—, él sabe que es cáncer.

—Tal vez no, Kelly, tal vez no. No nos precipitemos —me dice. Se coloca en su postura para leer, como lo hace cada noche. Después de una pausa, durante la cual me observa para averiguar si tengo algo más por decir, se inclina sobre su mesa de noche y toma el nuevo *Sports Illustrated*. La guía de la nueva temporada de la NFL.

Yo apago mi lámpara y guardo silencio. La frustración arde. Él no ha captado ninguna indirecta. O tal vez sí lo ha hecho, pero prefiere no correr riesgos. O tal vez no puede. Comienzo a llorar.

Escucho que las páginas del *Sports Illustrated* tocan la mesa de noche.

—¿Estás bien? —pregunta—. Ven aquí, date la vuelta, todo estará bien —me abraza.

Yo le digo que no quiero darme la vuelta ni hablar al respecto.

—¿Para qué molestarse?

No quiero invertir energía en compartir mi ansiedad dado que no hay recompensa, no hay reconocimiento, no hay alivio. Le digo que éste es uno de esos temas que yo sólo debería comentar con mis amigas y no esperar demasiado por parte de él.

Edward sacude la cabeza y se aclara la garganta. Y entonces comienza. Despacio. El tipo de discurso que no interrumpes por temor a que, incluso si sólo levantas la cabeza de la almohada, haga que las palabras se disuelvan en el charco informe de sentimientos del cual nacieron.

—¿Quieres saber lo que opino acerca de esto? ¿De verdad quieres saber lo que pensé en el avión de regreso a casa? —apenas puede hablar—. Pensé en todo, en todo hasta el final y más allá. Pensé que si tú… si tú murieras… y algún día tuviera que encontrar una nueva esposa… —mis ojos se abren— yo estaría muy enojado con ella porque ella no sería… no serías tú —cambiamos de posiciones. Ahora yo lo abrazo a él—. Y pensé que nadie podría tocar a esas niñas, nadie las merece… nadie las hace ser quienes son como tú.

4

*U*na cosa es ser la esposa de un hombre y otra muy distinta es ser la madre de sus hijos. De hecho, una vez que te conviertes en madre, ser una esposa parece como un juego que alguna vez jugaste en un libro de autoayuda, que te causó gran impresión cuando eras adolescente y que al leerlo de nuevo te parece saturado de ideas comunes. Ésta es una de las muchas cosas que he aprendido desde que llegué al lugar entremedio: esa zona del tiempo donde se traslapan la infancia y la paternidad. Un día animas a tu hija en su clase de natación, la felicitas por cruzar el pasamanos o le recuerdas que debe dar las gracias; al siguiente, presumes a *tus* padres tu nuevo logro: una receta con batata, un ascenso en el trabajo, una solución para tu problema con las hormigas. Es un gigantesco diagrama de Venn en el cual tú eres el único miembro de ambos equipos.

El lugar entremedio también está señalado por interminables, irresistibles y con frecuencia exasperantes comparaciones entre tu familia de origen y la familia que has construido. "Mis padres nunca nos permitirían hablarles así". "Mi mamá siempre insistió en que cenáramos juntos". "Mi papá nos golpeaba con una cuchara de madera todo el tiempo y estamos bien". Gracias a estas huellas filiales, Edward y yo hemos discutido por minucias tales como la mejor manera de preparar pasta: programando un cronómetro o haciéndolo al cálculo.

Para cuando fui lo bastante mayor como para preocuparme en notarlo, mi mamá y mi papá se acomodaron en un matrimonio que era muy funcional pero no especialmente romántico. Tenía todas las características de una corporación saludable y sólida. Mi madre desempeñaba los puestos de poder: finanzas y operaciones. Su reino cubría las mesadas, los códigos de vestimenta y las tareas domésticas. Mi papá se hacía cargo de las ventas, como convencernos de que el *"snurfing"* (precursor del *snowboard*) por la ladera de dos metros y medio de longitud al patio trasero era tan bueno como un fin de semana en Vermont (¡o mejor!). Él también definía nuestra cultura corporativa. Los Corrigan, nos transmitió mi papá, somos excelentes buscadores de atajos que siempre encuentran la manera de llegar a cualquier lugar. Ellos saben como saludar de mano, establecer contacto visual y contar un chiste. Tienen motivos para sentirse orgullosos. Bajo su liderazgo, la satisfacción de los empleados era alta. La sociedad de mis padres floreció, excepto en esas ocasiones cuando Greenie permitía cierta elasticidad en alguna política establecida, como, digamos, la hora de llegada, y nos tentaba a ampliar nuestros límites al sugerirnos que, si llegábamos un poquito tarde, él se las arreglaría con mi mamá.

Sin embargo, eso nunca funcionó. Tú estabas allí, en la fiesta, y te divertías con actitud valiente después de la medianoche; incluso, tal vez hacías fila ante la barra para pedir otro trago. Conversabas entre risas y actuabas como si fueras una chica normal, una chica cuyos padres estaban en casa, en su cama. Y entonces escuchabas su voz:

—Se acabó, pequeña. Tu madre no puede dormir —decía Papá, parado en la puerta con su sombrero de Indiana Jones y su gabardina. Por abajo asomaba la tela a cuadros de los pantalones de su pijama. Mientras tú abandonabas tu cerveza y buscabas tu abrigo, él saludaba a algunos de los presentes y tal vez bebía un sorbo de la cerveza de alguien—. ¡Nos vemos, banda! —se despedía y te escoltaba hacia la salida.

En cuanto a cuidar de sí mismo, el patrón de mi papá era la conformidad general puntualizada con breves interludios de oportunismo. En otras palabras, si el sábado por la mañana él había podado el césped y había doblado la ropa limpia, entonces podía decidir jugar un partido adicional de tenis o aparecerse en un partido de *lacrosse* de camino a casa. Siempre "se aparecía" en los lugares. Tenía la puntería de llegar a casa al instante en el cual mi madre veía el reloj de la cocina y decía: "Si tu padre no entra por esa puerta en cinco minutos…". Era misteriosa su manera de mantener balanceada su cuenta. Mi mamá giraba los ojos hacia el techo a menudo, pero con cierta frecuencia lo miraba mientras él nos contaba una historia y sonreía de tal manera que yo sabía que lo amaba.

Tal vez dado que ellos me parecían tan prácticos, a menudo inventé historias acerca de los apasionados días de antaño de mis padres, lo ansioso que estaba él por conquistarla, lo irresistibles que fueron sus ruegos para mi mamá. Los hechos surgieron al paso de las décadas. Él le propuso matrimonio la noche cuando la conoció. Él tenía otra prometida. Él era despreciable en opinión de los padres de ella. Él vomitó en su jardín una noche cuando estaba, según dicen en Dublín, "bien tomado". Yo reuní todos esos retazos y cosí una historia de amor que me brindó suficiente calidez.

Entonces, cierto día lluvioso cuando yo era una adolescente encerrada en casa y sin automóvil, comencé a reacomodar los muebles de mi habitación. Ésta era una actividad bastante común y casi se me acababan las configuraciones posibles cuando recordé un viejo baúl en la habitación de GT que luciría perfecto a los pies de mi cama. Era demasiado pesado para poder moverlo, de manera que comencé a vaciarlo. Allí, debajo de varias cobijas pesadas de lana, había cientos de cartas, tal vez más. Cientos de sobres para mi madre, Mary Dwyer, en Newland Road, en Baltimore, rotulados con la extravagante letra de mi padre. (Por lo regular mi papá escribe sólo con mayúsculas, pero nunca separa el bolígrafo del papel; por tanto, cada letra está conectada con todas las demás. La decodificación de su letra manuscrita es tan satisfactoria como resolver un crucigrama).

Levanté un sobre como tú sujetarías una pluma. La casa estaba en silencio alrededor de mí. Me sentí un poco mareada, como si hubiera bebido. La carta era de 1963, cuando Kennedy habitaba en la Casa Blanca y Neil Sedaka competía contra Frankie Valli por tiempo al aire en la radio.

Enero 1963

Querida Mary:

Estamos a un grado bajo cero de temperatura. Hay montones de nieve por todas partes. Trabajé mucho durante el día con "los importantes" de TV Guide.

Mi viejo amigo Ray Tomar de Oldsmobile me com-
pró algunas páginas, pero todo el tiempo pensé en ti.
Espero verte de nuevo en el lanzamiento de Burch
en Filadelfia el primero de febrero. Mi prima Nancy
me dice que ella estará allí. Estoy seguro de que te
llevará, si quieres.

Lleva el suéter rojo para el Corri. Me encantan
las rubias vestidas de rojo.

Tuyo,
George

Lo cual nos lleva al "cabello rubio" de mi madre, el cual
tomaremos por cierto dado que hace cuarenta años que ella no
se aplica tratamiento alguno. Ahora digamos que está más congelado que nada, que tiene un color nevado y siempre usa el
mismo estilo, corto, levantado de la frente en un rulo íntegro,
como al estilo de Martha Washington o, para el caso, como
George Washington. De cualquier manera, donde tú podrías
ver blanco, mi papá ve rubio; rubio al estilo de Grace Kelly.

Las cartas estaban en desorden; por tanto, sólo abrí la
siguiente que tocaron mis dedos. Era del verano previo, el
verano de 1962.

Querida Mary:

¡Quizá pienses que Bob Grady es un buen partido,
pero yo lo conozco mejor! ¡Los tipos de Hopkins son
muy estirados! ¡Puedo vencerlo y superarlo! Tendrías
una vida larga y aburrida como la señora Grady.

¿Vendrás al partido de lacrosse contra Mt. Was-

*hington el próximo sábado? Haré una anotación sólo
para ti. Mi hermana Peggy puede llevarte.*

Atentamente,
George Corrigan

¿Bob Grady y mi mamá? ¿Mi mamá salió con otras personas? ¿Mi mamá fue una chica solicitada? ¿Mi mamá fue una
chica? Creo que esos momentos se conocen ahora como cambios de paradigmas. En aquel momento, yo no hubiera podido
expresarlo con palabras. *Revolucionario, abrumador, vulgar:*
todas inadecuadas.

Continué, carta tras carta, hasta que mi madre me encontró allí, rodeada por páginas desdobladas. Quizá pasó una hora
o tal vez dos.

—¡Mamá, esto es increíble! ¿Sabías que estas cartas estaban aquí?

—Desde luego que sabía que estaban aquí, Kelly. Son
mías. Ahora, guárdalas y discúlpate por entrometerte en mis
asuntos —dijo ella al salir de la habitación, vestida con sus
acostumbrados pantalones negros de trabajo, los que compró
en una barata en Macy's seis años atrás, aquellos con la cintura
elástica. Removí las bolas de naftalina hasta encontrar una
carta que llamara mi atención. Contenía un poema. La llevé a
la planta baja. Ella estaba sentada ante la mesa de la cocina
con un vaso de vino Inglenook con hielo.

—De acuerdo, Mamá, sólo escucha éste —le dije, emocionada—. ¡Es un poema de amor! ¡Él te escribía poemas de
amor!

Me sentí muy complacida al ver un rasgo real del romance
que siempre había imaginado. Tomé asiento frente a ella y se

lo leí en voz alta en contra de su voluntad, con la cabeza baja,
perdida en el verso. Cuando levanté la mirada victoriosa al
final, su rostro estaba anegado en lágrimas.

—Tu padre… él es algo especial —comentó ella y me sorprendió escucharla hablar en tiempo presente. Después se
levantó, sacudió la cabeza, se secó las lágrimas y se dirigió al
fregadero para comenzar a preparar la cena—. Quiero que
vuelvas a guardar esas cartas donde las encontraste —indicó
mientras llenaba una olla con agua. Yo la contemplé durante
un minuto. Nunca la había visto en ese estado, como una
mujer que recolectara todas sus cartas de amor y las guardara
con bolas de naftalina para que duraran por siempre.

5

Son las 4:32 de la mañana. Cinco horas y veintiocho minutos antes de mi cita para la biopsia. Edward está dormido junto a mí. Algo en su postura lo hace parecer deforme, pero yo lo miro de todas maneras, feliz de que duerma y después con resentimiento. Tras veinte o treinta minutos me doy por vencida y bajo al sótano a ver la televisión. Canal 512: *About a Boy*. Perfecto. Es la escena en la cual Hugh Grant llega a la reunión del grupo de apoyo de padres solteros. Todos están de pie en círculo y cantan a coro: "¡Padres solteros! ¡Solos, juntos! ¡Padres solteros! ¡Solos, juntos!". Es muy divertido, a pesar de ser un tanto confuso. La gente casada con frecuencia está sola y acompañada al mismo tiempo.

Por fin llega la mañana. Edward me encuentra dormida en el sofá.

—Hola. ¿cuánto tiempo has estado aquí abajo? —me pregunta de una manera tan amorosa que me hace amarlo de nuevo—. ¿Quieres que te prepare un té?

Me presento con la recepcionista mientras Edward encuentra un lugar en la sala de espera y desempaca nuestro material de lectura en preparación para la espera. Después de darle mi nombre a la recepcionista, escucho que mi voz responde a cada una de las preguntas:

—Estoy aquí para una biopsia por punción…

—Pecho izquierdo…

—Sí, tengo las imágenes de la mamografía…

—Seguro médico…

—Mi esposo es el principal…

—Apellido Lichty…

—Corrigan…

—La doctora Birenbaum me refirió…

A la distancia me veo a mí misma aproximarme con cautela al cáncer. Está fuera de mí. Es abstracto. Lleno los formatos y todo parece muy abrumador. ¿A quién deberán llamar si se presenta una emergencia? ¿A mis padres? ¿En Filadelfia?

Edward apenas ha comenzado a leer un artículo del *Sports Illustrated* sobre Shaq y Kobe cuando me llaman por mi nombre.

—Aquí —respondo de manera estúpida, como una niña en su primer día de clases. Deslizo mi revista *Real Simple* al interior de nuestra bolsa. Apenas el sábado pasado, esa misma bolsa contuvo dos toallas, bloqueador solar y un pañal para nadar en la piscina de la localidad.

Durante cuarenta minutos, una doctora joven y nerviosa inserta algo que parece un arpón de cuarenta centímetros en diferentes partes de mi pecho, mientras una enfermera alegre la guía con ayuda de un sonograma. Con una voz que acusa cierta afectación, la mujer con el instrumento dice cosas como: "sus pechos son muy densos, muy jóvenes; resulta difícil atravesar el tejido". Me complace escuchar que mis pechos son densos y jóvenes.

Una parte enfermiza de mí quiere escuchar el diagnóstico negativo sólo para probar que conozco mi cuerpo y que no soy sólo una hipocondriaca en busca de una atención no garantizada. Y dado el actual estira y afloja con mi esposo, quien no encuentra peligro alguno en el mundo ("ella no saldrá a gatas por la ventana") y yo, con una imaginación que corre hacia lo catastrófico ("¡estamos a una altura de tres pisos!"), casi deseo que la bolita sea un tumor para que él vea que a veces los temores están justificados. Pero es más que eso.

Quiero saber lo que se siente. Quiero saber cómo me comportaría yo. Recuerdo un relato de Poe que leí en la universidad, "The Imp of the Perverse", acerca del impulso elemental y radical que tiene la gente. En la historia, un hombre contempla un abismo desde el borde de un acantilado. Al principio, el terror lo marea. El hombre retrocede. Sin embargo, más tarde, el hombre es consumido por la idea de caer, incluso de saltar, sólo para sentir la emoción de arrojarse.

Nunca me ha sucedido algo malo. Ninguna enfermedad, ningún padecimiento; ni siquiera un hueso roto. ¿Cómo se sentiría?

Antes de marcharnos, ellas me dicen que me saldrá un hematoma notable y me muestran cuatro gusanos de tejido que flotan en una solución, guardados en un pequeño recipiente de plástico. La etiqueta pegada a la tapa tiene mi nombre.

De camino a casa cierro los ojos, finjo descansar mientras en secreto me retracto de mis pensamientos perversos y prometo a quienquiera que los haya escuchado que, sin importar las muestras de curiosidad que haya tenido, en definitiva, *en definitiva,* no quiero tener cáncer.

6

Lo más valiente que he hecho ha sido matar una serpiente. Fue un accidente, pero de todas formas cuenta.

La serpiente llegó a Wooded Lane la misma primavera cuando mi papá nos reunió alrededor de la mesa de la cocina y nos dio su discurso:

—Entonces, todos tienen sus tareas domésticas, ¿cierto?

—Sí.

—Y tú —me miró— quieres un dólar por cada vez que saques la basura, ¿correcto?

—Correcto —asentí, conforme con mi precio.

—Y tú —miró a Booker— quieres diez dólares por cortar el césped, ¿correcto?

—Al menos —replicó Booker y con ello implicó que, en definitiva, había bajado el costo del proyecto para un buen tipo como mi papá.

—Entonces, eso es sólo *circular el dinero en el interior* —dijo, con las cejas levantadas y con un leve movimiento de cabeza, como si dijera "*¿comprenden?*".

—¿Huh? —dijo Booker.

—¿Qué? —preguntó GT.

—¿Papá? —agregué yo.

Él se aferró a su frase que parecía tan obvia mientras movía los brazos en círculos, con los ojos muy abiertos, para dejar clara la trascendencia del asunto.

—Hacemos *circular el dinero en el interior*. Estamos listos para comenzar a atraer el dinero *desde el exterior*.

Papá rebuscó en el interior de una bolsa de papel que yo no había notado sobre el mostrador. Booker se sobresaltó. Tal parecía que había captado el mensaje antes que yo.

—Estamos listos para salir y comenzar a hacer algunos negocios en Wooded Lane —entonces sacó una playera color verde césped de la bolsa; la playera decía CORTADORES CORRIGAN en grandes letras blancas y cuadradas.

—¡PAPÁ! —exclamó Booker.

—¡PAPÁ! —repitió GT.

Yo guardé silencio. Las niñas no cortan el césped.

—¡Cortadores Corrigan! —anunció mi papá como si fuera perfectamente obvio. Después volteó la camiseta para mostrarnos la parte trasera. ¡LO MEJOR POR MENOS!

A continuación, buscó de nuevo en la bolsa y sacó una camiseta rosa que decía LIMPIADORES CORRIGAN... ¡LO MEJOR POR MENOS!

Yo estaba horrorizada.

—¿Estás *loco*?

Por fortuna, el negocio de la limpieza nunca despegó de la misma manera que el negocio de cortar el césped. Conseguí un par de trabajos a tres dólares por hora con los Dunlap, donde limpié paredes mientras la señora Dunlap amamantaba a su tercer bebé con un pecho colosal y después con el otro, pero eso fue todo. Booker, por su parte, ahorró cincuenta dólares al instante y se convirtió en un hombre poseído por un sueño: el sueño de tener una boa constrictor.

Booker es la persona más simpática que algunas personas han conocido, las mismas personas que adoran a John Goodman, a *Caddyshack* y a las comedias acerca de tipos que se desmayan y se orinan sobre sí mismos. Toda su simpatía a veces conduce a la gente a asumir que Booker es un tipo relajado que nunca ocasiona problemas. En su mayor parte, lo es. Sin embargo, cuando su suponer concibe una idea (yo diría que una o dos veces cada década), no retrocede ante nada. El tema de la serpiente fue la primera vez que lo noté. Booker tenía doce años.

Partió sin fanfarrias en el tren R5, el cual llevaba a hombres trajeados y a mujeres con falda y pantimedias desde los suburbios hasta el centro de Filadelfia. Horas después apareció en la cocina con una bolsa especial para transportar mascotas.

—¿Te compraste un hámster? —pregunté.

—No, compré un pequeño ratón blanco —hizo una pausa para causar un efecto dramático— y una boa constrictor.

—Cállate —dije y con ello rompí una regla que aún permanece vigente en nuestra familia hasta el día de hoy.

—Tú cállate.

—¡GT! —grité—. ¡GT! ¡GT! ¡Ven aquí ahora mismo! ¡GT! —me dirigí hacia las escaleras, lejos de Booker y de su repulsiva criatura.

—¿Qué? —me respondió GT a gritos y dejó abierta su

puerta. El piso superior se llenó con el sonido de Jerry García en una remembranza de Casey Jones, quien parecía conducir un tren lleno de cocaína.

—¡Scott tiene una serpiente! —utilicé el nombre de bautizo de Booker.

—¡No puede ser! ¡Increíble! ¡Carajo, increíble! —dijo al pasar a mi lado, al pie de las escaleras—. ¡Muchacho! ¡Book! ¡Lo hiciste! ¡De verdad lo hiciste!

En el transcurso de una hora, trece chicos y Kathy Walsh, la marimacha del vecindario, se habían reunido para presenciar la primera y escalofriante alimentación. El cuerpo de la serpiente se extendía a lo largo de una vieja pecera, quizá de sesenta centímetros, y reposaba sobre las piedrecillas y las ramas de nuestro jardín. Nunca se movía, pero respiraba de manera visible. Booker la había instalado en su ropero con el fin de mantener una lámpara encendida sobre ella todo el tiempo y, de esa manera, brindarle una temperatura confortable a nuestra nueva "mascota" familiar. El público formaba tres hileras de individuos que se asomaban entre los hombros, sobre las cabezas y debajo de los brazos. Booker tomó con suavidad al ratón blanco y luego lo sujetó por la cola y lo alzó sobre la pecera; sus pequeñas patas con garras se extendían en todas direcciones. La pretenciosa serpiente apenas se movió; sin embargo, cuando Booker soltó al ratón, éste tuvo apenas diez segundos de infructuosa huida antes de que Shifty, como pronto fue conocida, se lanzara a las partes privadas del pequeño roedor. En un instante, el ratón estaba envuelto por completo, sólo una bola silenciosa.

Durante el resto de la tarde de fama de mis hermanos, yo permanecí en mi habitación con doble seguro en la puerta y una toalla retacada en la ranura. Por fin, después de haber perdido varios kilos debido a la deshidratación y a la energía bruta y eléctrica del pánico, escuché que mi papá me llamaba. Ya habían llegado a casa.

—¡Papá! —grité a través de la puerta—. ¡Papá! ¡Ven a mi puerta!

Él vino. Lo escuché girar la manija sin éxito.

—¿Cariño?

—Sí. Papá, ¡hay una serpiente en el ropero de Scott! —mi papá rió—. Es en serio, Papá. ¡Hay una serpiente en el ropero de Scott! ¡VE A VERLA! —mi voz era delirante.

—De acuerdo, cariño. Me haré cargo de eso. Sólo dame un minuto para colgar mi saco.

Él se alejó. ¿Dónde estaban mis hermanos?

Entonces lo escuché. Una puerta se abrió y mi papá dijo, más sorprendido que enojado:

—¡Mierda! ¡Booker! ¿Dónde conseguiste esta…? Uh… ¡Mary, es mejor que me des un minuto aquí arriba! Regresa a tu habitación, Book. Guárdala por el momento… Cariño, todo está bien.

—¡ORDÉNALE QUE LA DEVUELVA! —exigí—. ¡TIENE QUE SACARLA DE ESTA CASA!

Mi mamá estaba en las escaleras.

—Papá, gastó cincuenta dólares en ella —GT había emergido de su guarida de música *hippie* para defender el caso de su hermano—. Mide treinta centímetros.

—¡ÉL ME DIJO QUE CRECERÁ HASTA UN METRO OCHENTA CENTÍMETROS! —grité desde detrás de mi puerta—. ¡UN METRO OCHENTA CENTÍMETROS!

Llegamos a un acuerdo. La serpiente sería reubicada en el sótano trasero, en la mitad sin terminar, y una pesada cubierta para la pecera, hecha con una ventana contra tormentas, reemplazaría a la ligera pantalla que Booker había considerado suficiente. Se le abrió una pequeña grieta para que circulara el aire. Esa pequeña grieta me torturaba. Mi papá me permitió dormir en su lugar, junto a mi mamá, y él durmió en mi cama.

Intenté conciliar el sueño. Intenté impedir que mi imaginación produjera la película en la cual Shifty, después de crecer y fortalecerse con cada ratón, constreñía su cuerpo y lo erguía hasta alcanzar una postura vertical a lo largo de la esquina de la pecera; después, utilizaba el morro para abrir un poco más la grieta de la ventana contra tormentas, poder deslizarse al exterior y subir las escaleras hasta el primer piso; a continuación, al no encontrar carne allí, subiría hasta el segundo piso, donde naturalmente giraría hacia la izquierda, hacia el dormitorio de mis padres. Al olerme, al oler mi horror, Shifty se enroscaría en silencio en la pata de la cama y encontraría una apertura en el doblez de los cobertores.

No tuve alternativa.

Temblaba cuando apoyé los pies en la alfombra. El miedo me causaba náuseas. Me obligué a mirar cada uno de mis pasos mientras descendía y me acercaba cada vez más a mi agresor. Encendí la luz del sótano trasero y en un instante moví la ventana contra tormentas unos cinco o diez centímetros para eliminar por completo cualquier oportunidad de Shifty de escapar o de recibir oxígeno. Shifty nunca se movió; quizá dormía con los ojos abiertos, lo cual constituye la evidencia más contundente y concluyente de la naturaleza errónea de las serpientes. Apagué de nuevo el interruptor de luz y, después de cerrar cada puerta detrás de mí, corrí escaleras arriba y regresé al aún tibio lugar junto a mi mamá. Me quedé acostada allí en la oscuridad con el corazón acelerado, sorprendida ante mi valentía.

≼ ≽

—¡PAPÁ! ¡PAPÁ! ¡Ven aquí ahora mismo! —gritó Booker desde el sótano trasero alrededor de las siete de la mañana siguiente—. Papá, ¡Shifty se suicidó! ¡Se ahogó! ¡Ven a ver!

Y así es como esta historia ha sido contada siempre: Booker compró una serpiente defectuosa. Una serpiente deprimida. Una serpiente inadecuada para la vida suburbana. En su primera noche en su nuevo hogar, Shifty Corrigan se había ahogado a sí misma en una tapa de botella con agua.

Mi mamá habló por teléfono con el gerente de la tienda de mascotas a las nueve de la mañana para exigirle la devolución del dinero. Nadie se burlaría de uno de sus hijos; no si ella podía impedirlo.

7

La mañana del lunes, una semana después de descubrir la bolita, Edward me pregunta cuándo llamaré a mis padres, *si* es que tengo pensado hacerlo.

—No lo sé —respondo con honestidad—. Todo depende, ¿cierto? Al menos puedo ahorrarles la espera y la preocupación.

A la una de la tarde en punto suena el teléfono y Emily Birenbaum me dice estas palabras exactas:

—Kelly, tengo el reporte de la biopsia y, Kelly, es cáncer.

Yo me tapo la boca con la mano.

—¡Edward!

Y él se acerca a mí y nos apretujamos alrededor del teléfono, el que está en la cocina, instalado en la pared, y formulamos con toda educación las más simples de las preguntas: "¿Siempre es correcto el examen?". "¿Indica cuánto cáncer hay?". "¿Podría ser un diagnóstico positivo falso?". Nos comportamos lo mejor que podemos, como te comportarías tú con el empleado de una aerolínea que puede cambiarte a primera clase. Después de una breve conversación, durante la cual aprendemos la frase "carcinoma ductal invasivo", colgamos. Las niñas están abrazadas a nuestras rodillas y necesitan que las alimentemos y que las acostemos para que tomen su siesta.

—Yo quiero un *empadedado* de mantequilla de cacahuate con queso crema —anuncia Georgia.

—¿Qué dijiste? —el estira y afloja es automático.

—Guisantes.

Entonces sale el tarro, el pan, el queso crema, la tabla para cortar, la silla infantil, la leche, las servilletas, la esponja.

—¿Qué dijiste?

—*Gacias*.

Coloco los platos frente a ellas.

—Por nada.

La rutina avanza. La cocina está en silencio. Me sujeto al borde del fregadero con la espalda hacia las niñas. Puedo sentir que Edward se aproxima hacia mí.

—Lo siento —le digo al tiempo que me vuelvo hacia él y comienzo a llorar—. Tú no mereces esto. Tú no eres de ese tipo de padre ausente que necesita una llamada de atención. No deberías pasar por esto. Lamento estar defectuosa.

Edward, quien ahora está en su mejor forma, toma mis manos, las coloca alrededor de su cintura y me jala hacia sí.

—En la salud y en la enfermedad, Kel, en la salud y en la

enfermedad. Yo no cambiaría este cuerpo defectuoso por nada
—me dice. Yo lo estrecho con más y más fuerza y lloro hasta
que Georgia y Claire comienzan a pelear porque Claire arroja
pedazos de su emparedado de su bandeja y Georgia insiste en
que guarde el orden—. ¿Por qué no vas a la terraza? Yo acostaré
a estas muchachitas —propone Edward.

Mientras Edward se encarga de las niñas en el piso superior,
yo llamo a Tracy, después a Missy, luego a MaryHopeSarah-
ChadAmieMegAndy hasta que me siento preparada para llamar a mis hermanos. Edward regresa a la planta baja y escucho
que abre cervezas en la cocina. Se sienta frente a mí en la
terraza y me entrega una Corona con una rebanada de limón.
Yo coloco los pies sobre su regazo y él sujeta mis tobillos.

"Ni siquiera nosotros nos conocemos bien", o algo así nos
dijeron hace poco unos amigos casados desde mucho tiempo
atrás. "Ya lo verán", dijeron entre risas, "ustedes son recién
casados". Llevamos treinta minutos desde que empezó nuestra
primera crisis y hasta el momento lo hemos hecho bien.
Quiero estar afuera, quiero la cerveza, quiero que él sujete mis
tobillos y él parece saber todo esto.

—Qué día —comenta él. Yo asiento a pesar de no estar
segura de si se refiere al diagnóstico, al inapropiado tono azul
del cielo o a ambas cosas—. ¿Qué tal van las llamadas?

—Bueno, les dejé mensajes a Booker y a GT; Tracy y Missy
rompieron a llorar y Mary Hope viene para acá. Llegará en una
hora. Sarah conseguirá recomendaciones de médicos locales y
Amie quiere llevarse mañana a las niñas.

—Voy a llamar a mis padres —dice él y oprime mis tobillos.

—De acuerdo, estoy lista.

Lo veo marcar el teléfono. Contemplo su boca como un lector de labios. Veo salir las palabras. Intento escuchar lo que dice pero hay un murmullo o una somnolencia en su voz que la suaviza y la hace imprecisa.

Después de colgar, él abre su computadora portátil y escribe un correo electrónico para sus amigos de la universidad, otro para sus amigos locales y otro para su jefe y su asistente.

Somos una tropa en movimiento. Quizás hayamos discutido acerca de la viabilidad de la guerra; sin embargo, ahora que hemos sido arrojados al campo enemigo, la marcha en formación nos parece fácil y la sincronía es tan consoladora, diablos, que hace parecer al cáncer una décima parte del tamaño de la bestia que es el miedo.

GT me devuelve la llamada. Yo le digo que cierre la puerta de su oficina y que tome asiento. Me siento como una actriz que practica sus diálogos o como un niño que elabora un reporte de lectura. Le digo que tengo cáncer de mama y él me pregunta si debe venir. Yo no sé qué es lo que él debe hacer.

—Lo siento —le digo al darme cuenta de que la gente querrá instrucciones—. Supongo que podrías ir a casa de Mamá y Papá después del trabajo, sólo para averiguar cómo están.

—Claro, desde luego.

—No les he llamado todavía —le digo—. Practico contigo.

Estoy segura de que a él le agrada eso. Lo hace sentir útil. Él querría ser mi héroe. Él querrá hacer la aparición dramática, la conexión esencial, la contribución crítica. Así es como él ama. Él sueña con la grandeza. Ambos tenemos eso en común. Suena la otra línea telefónica y veo el número.

—Oye, es Booker en la otra línea. Te llamaré mañana, ¿de acuerdo?

—Por favor —me implora—. O esta noche. Cuando sepas algo más.

Hay una pausa donde cabría un "te amo", pero hoy estamos demasiado abrumados y, de cualquier manera, no somos tan buenos para decirlo.

De inmediato, Booker enciende su motivante discurso de entrenador, el cual apuesto a que funciona a la perfección con chicos de catorce años.

—¡Kelbo, puedes lograrlo! Es como les digo a mis jugadores: tienen que salir allí y hacer su trabajo. Tienes que enfrentarlo un día a la vez. Mira a Lance Armstrong. ¡Seis jerseys amarillos!

Yo le permito creer que ha motivado mi valor, que su grito de batalla ha sido escuchado, a pesar de que lo siento como una presión para ser más de lo que soy o de lo que nunca podré ser.

Booker quiere hablar con Edward. Booker y GT adoran a Edward y esta validación es de suma importancia para mí. En más de una ocasión terminé mi relación con un chico agradable sólo para evitar tener que presentárselo a mis hermanos; yo sabía que se lo comerían vivo. Aún escucho a GT hablar acerca de la única vez que no lo hice; a mi hermano le encanta contar a quien quiera escuchar sobre el tipo a quien llevé a un concierto de los Rolling Stones. Era un fracasado, pero también era alto y de hombros anchos; además, parecía misterioso. Yo creía que su silencio ocultaba algo fascinante; recuerdo que lo contemplaba mucho mientras dormía. De cualquier manera, cuando GT cuenta la historia, su frase más relevante es: "Estuvo sentado durante 'Start Me Up!'. *Sentado*. Cincuenta y nueve mil novecientas noventa y nueve personas bailábamos y un sujeto, en la fila *catorce*, sentado". No puedes quedarte sen-

tado en un concierto de los Stones si quieres agradarle a GT ·
Corrigan. A pesar de que Edward no es un gran admirador de
los Stones, él sabe que no puede permanecer impasible
durante su número estelar.

Edward le asegura a Booker que "cuidará a Kelly", lo cual
suena un tanto solícito y caballeresco y eso me parece muy
bien.

Ya no puedo evitar más a Wooded Lane. Mientras marco el
número telefónico, recuerdo esa tontería que mi amiga Missy
me dijo respecto de su esposo, Rob. Él formó parte de las
reservas de la Marina durante doce años, cuando George W.
Bush invadió Irak. Rob y Missy tenían un niño pequeño, quien
apenas había comenzado a hablar y a caminar, y una bebita
de doce semanas de nacida. A pesar de ello, Rob esperaba
con ansias que su unidad fuera convocada. Con una pasión
inusitada le explicó a Missy que esa (guerra) era para lo que
él había sido entrenado. Admitió que siempre se había sentido decepcionado por haberse perdido la acción en la primera Guerra del Golfo. Esperaba ser destinado a Irak, donde
invertiría medio año en arreglar tuberías de agua rotas y en
distribuir alimentos congelados y deshidratados a los tipos
solitarios y temerosos en las construcciones vacías; que quizá
nunca se adaptaría a los estallidos impredecibles de las
bombas durante la noche, pero, de igual manera, encontraría
maneras de reconstruir infraestructuras y restablecer cierto
orden. Sé que mis padres también querrán ser llamados al
deber activo.

Mi papá no está en casa, se ha ido a jugar tenis; mi mamá
dice que está en el porche y que revisa el correo. Me reprende
por no devolverle la llamada la semana anterior.

—Bueno, Mamá, um, han pasado muchas cosas aquí. Lo

que sucede es que yo, um, me encontré una bolita en el seno la semana pasada —voy despacio, poco a poco—, de manera que me hice una mamografía el miércoles —ella se imaginará lo que sigue incluso antes de que yo se lo diga— y una biopsia el viernes —ella ya lo sabe—. La doctora acaba de llamarme con el reporte de patología —respiro profundo— y... es cáncer.

—Uh, por Dios, Kelly. Oh, por Dios. ¿Cuándo descubriste la bolita?

Yo me regreso y le describo la semana pasada una vez más. Desmenuzo cada episodio para que ella pueda aclimatarse a respirar un aire más delgado. Sé que su trabajo es protegerme de todo daño. Después de todo, yo soy madre ahora también. Sé lo que es querer salvaguardar a tus hijos. Comienza con la primera vitamina prenatal y no termina nunca. Puertas de seguridad, chalecos salvavidas, simulacros de incendios, lecciones de natación, resucitación cardiopulmonar. Sin embargo, un día, la hija a quien protegiste con tanto cuidado puede llamarte para decirte que tiene cáncer.

Yo hablo. Ella escucha sin interrupciones. Cuando se une de nuevo a la conversación, adopta una postura de resolución de problemas y enumera lo que hará por su parte y lo que yo debo hacer por la mía. No hay lágrimas ni tonterías.

—Entonces —la interrumpo—, ¿puedes llamar a Papá a su celular? ¿Puedes pedirle que me llame? ¿Vas a decirle?

—Sí, cariño. Lo llamaré. Le diré. Él te llamará en cuanto lo localice. No te preocupes. Yo lo encontraré.

Ella sabe, como siempre lo ha sabido, que yo soy un poco más la niña de él que de ella.

Con el teléfono aún presionado contra mi oreja, siento que mis dos partes internas me jalan: la niña frenética que quiere salir deprisa del consultorio del médico y la adulta compuesta, competente y equilibrada. Eso es todo. Por fin he sido expulsada de la sociedad de personas ingenuas y nunca sometidas a pruebas.

Una hora más tarde escucho que Edward dice:

—Ella está aquí, Gran George.

Me entrega el teléfono y yo camino hacia afuera. Es como un sueño. Con toda honestidad confieso que no puedo escuchar lo que me dice ni las fantásticas promesas que me hace, pero sé que no está preocupado. Sé que está profundamente convencido de que puedo enfrentarlo.

—Cariño, tengo que creer que una chica tan fuerte como tú… —él hace una pausa y yo contengo la respiración—. Sólo quiero decir que tú puedes lograrlo, cariño. Tú eres especial. Siempre lo he dicho. Tú eres una chica muy especial, eso es todo.

Él habla acerca de los mejores médicos y de montones de plegarias y de abordar el próximo vuelo y yo sólo asiento y digo: "De acuerdo, bien… es correcto… tienes razón". Con cada palabra me vuelvo cada vez más joven y más dependiente hasta sentir que soy lo bastante pequeña como para trepar a su regazo.

Él ha tenido razón antes. Él sabía, cuando yo aún no, que California era un buen plan, que encontraría trabajo y a un hombre y que llegarían los hijos. Su fe (en Dios, en el espíritu humano, en mí) lo ha hecho inmune a la ansiedad desde mucho tiempo atrás. Parece inútil no estar de acuerdo con él. ¿Por qué *no* creer en el lugar encantado donde él vive?

Al día siguiente, entre llamadas a médicos y programación de citas, envío este correo electrónico que suena muy valiente, muy al estilo de George Corrigan, a alrededor de cien personas:

PARA: Todos
FECHA: 10 de agosto, 2004, 6:49 a.m.
REF.: Con la mirada hacia el frente

Hola todos:

Prepárense. Ayer fui diagnosticada con cáncer de mama. Les daré todos los detalles esta misma semana, cuando los tenga. Por ahora, quiero invitarlos a todos a la mejor fiesta de todas el 13 de agosto del 2005. En sólo un poco más de doce meses cumpliré treinta y ocho años con mis hijas a mi lado y mi esposo de mi brazo. Brindaremos por el fin de un largo año. Habrá muchos agradecimientos por los miles de favores y buenos deseos, y habrá muchos abrazos y muchos besos. Habrá baile, baile salvaje, y la gente dirá cosas como: "¿No se trata de esto la vida?" y "¡Sabía que ella lo vencería!".

Mientras tanto, mi ginecóloga y obstetra piensa que serán seis meses de quimio, después cirugía, luego radiación y después tal vez terapia hormonal. Este plan no da oportunidad alguna para el error; por tanto, todos podemos confiar en que la mencionada fiesta será la última de su especie.

Cuento con un gran equipo de médicos que harán que todo esto suceda y, lo que es más importante, cuento con un gran equipo de personas en el número 455 de Mountain, entre las cuales se incluyen mis padres, Edward, Georgia y Claire, quienes se encargarán de que todo funcione a la perfección aquí.

Hasta el momento, el cáncer ha significado flores en mi puerta (¡por fin!), familia de camino a Piedmont, gente que dice un montón de mierda agradable sobre mí y toneladas de largos abrazos. ¿Quién podría quejarse de eso?

Haremos una gran fiesta el próximo verano.

Kelly

Cuando nos vamos a dormir le cuento a Edward que envié un gran correo electrónico. Él quiere saber por qué no se lo leí a él primero.

—Me daba vergüenza —le digo mientras cierro los ojos y me acomodo.

—¿Por qué?

—Ya lo verás. Es muy… optimista.

Aprendemos a conocernos uno al otro y lo que él ha descubierto sobre mí es que, a pesar de que yo no soy George Corrigan, puedo hacer una imitación bastante buena cuando lo necesito.

8

Es bueno, como es bueno un milagro, saber que hay alguien que te seguirá a lo largo de cualquier sendero que elijas.

Cuando yo tenía diez u once años quedó claro que no destacaría en tenis ni en *lacrosse*. Entonces, me dediqué al curioso deporte de los clavados. Como todos los pasatiempos, los clavados cuentan con su propia comunidad de detractores que se deleitan en los inconvenientes; es decir, grado de dificultad, inmersiones requeridas, instrumentos pegajosos, el temido rehúse. (Un rehúse es cuando el clavadista comienza a avanzar por el trampolín y luego se detiene. Implica una penalización severa, por no hablar de la humillación). Mis padres apoyaron mi decisión y adoptaron el lenguaje de los clavados, me compraron treinta centímetros cuadrados de tela de gamuza para que me secara como los profesionales y pegaron el programa de competencias en la parte interior de la alacena. En el verano de 1976 me dieron control temporal sobre el televisor para que viera a Greg Louganis ganar una medalla en Montreal. Incluso mis hermanos tuvieron que admitir que era fabuloso observar a un chico de dieciséis años saltar de una plataforma de nueve metros de altura y hacer todos esos giros y piruetas.

Muchos equipos de natación sólo tenían uno o dos verdaderos clavadistas, lo cual significaba que en algunas competencias yo sólo tenía que vencer a otra persona para ganar el primer lugar. A veces, esa otra persona no era un verdadero clavadista, sino un nadador con sentido del humor a quien el entrenador inscribía para que obtuviera el puntaje del segundo lugar. A pesar de que por lo general nunca me gustaron los deportes, sí me agradaban los listones y los aplausos, de manera que los clavados eran perfectos.

Después de uno o dos veranos, otra niña de mi edad se unió al equipo, una niña con el improbable nombre de Emelyn Wampler. Para entonces, yo adoraba la atención que recibía de mi familia y, por tanto, practicaba todos los días; una vez con el entrenador y otra yo sola. Me gustaba realizar mi serie de seis clavados al menos cuatro veces. Estoy segura de que ha sido cuando más me he dedicado a cualquier cosa. Qué mal que sólo haya consistido en saltar a una piscina.

Mientras más mejoraba, más me acercaba al trampolín en mis clavados y más difícil le resultaba a mi mamá mirarme. Ella aliviaba su ansiedad estrujando el brazo de mi papá y fumando Benson & Hedges. Podías verla apretar una cajetilla nueva en sus manos antes de cada competencia.

Todo el mundo asistía a mis competencias; mis padres, incluso mis hermanos, quienes es probable que invirtieran su tiempo en calificar los pechos de las chicas del equipo de natación. Sin embargo, sólo mi papá me veía practicar.

Él venía de las canchas de tenis en Martin's Dam, nuestro club veraniego de natación, y me veía terminar mi rutina de entrenamiento. Se desataba los zapatos y liberaba sus pies. Después soltaba un satisfecho "ohhh" al tiempo que se reclinaba en una silla reclinable, con el sudoroso cabello rizado alrededor de la parte superior de su visera blanca, y abría el *Sports Illustrated* que había llevado a todas partes, justo para ese momento.

—Cariño, tómate tu tiempo. Me quedaré tanto como tú quieras —decía antes de elegir su primer artículo. Cuando bajaba el sol, él acomodaba sus anteojos oscuros de farmacia sobre su visera. El par de anteojos que mejor recuerdo tenía lentes de espejo y marcos de plástico amarillo con bordes multicolor, como los de Suzy Chapstick. Dado que no tenía antecedente alguno en los clavados, salvo la educación que yo le proporcionaba, Papá se las arreglaba para sentirse lo bastante experto como para decir cosas como:

—Te diré algo, cariño: te conviene cuidarte de Emelyn Wampler. Su *gainer* es *formidable*.

—Papá, nadie dice *"gainer"*. Es un inverso —lo corregía yo mientras me secaba el cabello y deseaba que tuviera menos razón respecto de Emelyn Wampler.

Emelyn Wampler, a quien siempre nos referíamos con su nombre completo, creció en su pequeña granja de caballos donde cumplía con un número inusual de quehaceres para una niña de su edad. Era muy dedicada a los clavados. Solía elaborar marcadores en su silla reclinable junto a la piscina, en los cuales calculaba totales imaginarios basados en calificaciones de los jueces con las cuales pensaba que podía contar. Utilizaba una calculadora. Cuando yo me acercaba, ella deslizaba el papel debajo de su muslo y levantaba la mirada para verme como si sólo garabateara y disfrutara el magnífico día. A continuación, me preguntaba si yo necesitaba más aceite para bebé.

La noche después de aquella práctica cuando ella se convirtió en la primera persona en Martin's Dam en hacer un *layout* inverso, mi papá me llevó a casa. Me volví hacia él en el agradable trayecto, flanqueados por campos color verde suave que desde entonces han sido vendidos y subdivididos, y le dije:

—Emelyn Wampler hizo un *layout* inverso. Es muy buena. Grado de dificultad: uno punto nueve.

—¿Sí?… tal parece que es el momento de apretar un poco. ¿Ya lo has intentado?

—Me asusta. Me da miedo caer de espaldas.

—¿Quieres regresar? La piscina está abierta hasta las ocho. Apuesto a que a esta hora es un pueblo fantasma.

—No, Mamá se encabronará.

—No hables así, cariño.

—Lo siento.

—Tal vez mañana por la noche —propuso para aliviar un poco la presión—. Le ganaremos a esa Emelyn Wampler, cariño.

Antes de percatarme a plenitud de lo que me echaba encima, le dije lo que él quería escuchar para que estuviera orgulloso de mi espíritu valiente.

—De acuerdo, regresemos. Lo intentaré… una vez.

Yo sabía que éramos muy distintos en ese sentido. Sabía

que él amaba los deportes, la competencia y subir al siguiente nivel. Yo amaba otras cosas. Yo lo amaba a él. Amaba reacomodar mi habitación, arreglarme el cabello y fingir que era una ejecutiva de cuenta en el vestidor del piso superior, el cual había transformado en una falsa oficina. Sin embargo, en ocasiones era suficiente con darle gusto.

Comencé por hacer un par de saltos inversos básicos y solté mi abrazo un poco más cada vez hasta que mis piernas quedaron casi rectas. Entonces, casi por accidente, terminé en un *jackknife* de cabeza y, a partir de allí, sólo dirigí el pecho y los brazos hacia el agua y me deslicé a lo profundo.

—¿Qué tal estuvo? —pregunté al salir del agua aunque ya conocía la respuesta.

—¡Cariño! ¡Fantástico! ¿Cómo llamas a eso? ¿Es un *pike*? ¡Me encantó! ¡Será un éxito!

Yo ya estaba afuera de la piscina y saltaba sobre un pie para sacarme el agua de un oído. Mi actitud era indiferente.

—Sí. Es inverso en *pike* —respondí e intenté reprimir una sonrisa. Un inverso en *pike* era un salto que yo nunca había visto hacer a nadie; además, era grandioso y distinguido.

—¡Fantástico! Emelyn Wampler no tendrá oportunidad. ¿Lo harás de nuevo?

—Sí —le dije. Opté por evitar las escaleras y pasé por debajo de la barra plateada para regresar a la plataforma—. Puedes estar seguro de que lo haré.

Después de cinco o seis veces más, lo conseguí. Gracias a la combinación mágica de la fe insondable de Greenie en mí y mi igualmente insondable deseo de impresionarlo, Emelyn Wampler iba a tener que calcular sus números una vez más.

De camino a casa, mientras miraba otra vez los campos color verde suave en el exterior, con los labios azules y envuelta en una toalla marrón con mi nombre en grandes letras blancas y cuadradas, me regocijé en ese sentimiento extraño, bueno y empapado. No hablamos mucho, pero de vez en cuando mi papá gritaba con entusiasmo, a propósito de nada: "¡Cariñ-O!". No importaba que los clavados no fueran su deporte. Tus hijos son tus hijos y, dondequiera que ellos te lleven, tú vas.

9

≍ *Sábado, 21 de agosto* ≍

Mi papá viene de camino a Oakland, tal vez vestido con su conjunto deportivo del equipó de *lacrosse* de Radnor. Yo tengo programada mi primera quimioterapia el lunes por la mañana. Con una vida motivada por los deportes, las ventas y el catolicismo, sin duda el *modus operandi* de mi papá será atacar, permanecer positivo y tener fe.

Yo no me siento de igual manera. He sido demasiado adulta en muchas reuniones, conversaciones y citas a últimas fechas. Una niña grande. Una niña buena. Con Papá en la casa, yo soy la hija de alguien otra vez. Alguien más tiene que prepararme un té helado, cocinar algo para que coma o traerme una galleta. El simple hecho de pensar lo bueno que será tenerlo aquí me hace sentir mejor. Cuando lo miro parado en la acera del aeropuerto, tiemblo.

—Oh, cariño —dice mientras me abraza y me balancea de lado a lado—. ¡Cariñ-O! Vamos a lograrlo, niña. Vamos a acabar con esto. Greenie está aquí, cariño.

Yo me abrazo a él durante un largo rato; lloro y susurró "sí" una y otra vez.

Cuando salimos por la puerta frontal, Edward nos espera. Ellos ríen y se dan un ruidoso abrazo de hombres.

—Greenie, gracias por venir, hombre —dice Edward mientras ambos se palmean las espaldas uno al otro.

—¡ARK! —exclama mi papá—. Ark, que Dios te bendiga.

Mi papá lo apodó "Arkansas Ed" antes incluso de conocerlo, cuando Edward era sólo un sujeto que me llevó a un concierto. En menos de un año, Arkansas Ed se convirtió en Ark; a veces incluso en Arkie.

—Adelante, Greenie. Yo me llevaré esto —Edward sube la maleta por las escaleras—. Greenie —grita desde el segundo piso—. Tengo un poco de vodka Ketel One para ti.

—¡Guau! ¡Ark! ¡De lo mejor! Fantástico. Qué tal si mejor comienzo con una cerveza…

Mi papá habla desde el interior del refrigerador, donde busca una cerveza o algo que suavice la llegada del vodka. Yo sonrío. Edward baja las escaleras de inmediato. Las niñas están en casa de Amie para almorzar.

—Greenie, te compré algunas Bud Light. Ya sabes, por lo regular tenemos cerveza fuerte de California, pero ya sé que ustedes, los tipos de Filadelfia, adoran una Bud y por eso…

Mi papá saca una lata de cerveza y abre una para Edward. Después levanta una ceja en mi dirección; yo asiento, él me entrega la suya y se inclina en el interior del refrigerador para buscar una más. Allí estamos los tres, como en cualquier otra visita, y bebemos una cerveza juntos.

—El lunes será un gran día —intento decir como mi papá lo haría, como si se tratara de un partido de *lacrosse* o de una entrevista de trabajo. Sin embargo, yo no soy Greenie y comienzo a llorar.

—Cariño —dice él mientras traza círculos amplios en mi espalda encorvada con su mano grande y tosca—, tienes que mantener el optimismo. ¿Verdad, Ark? Debemos mantener el optimismo.

Quiero aullar como Georgia la semana pasada cuando se resbaló en el baño y se golpeó la cabeza con la tina; furiosa, se retorció y luego sollozó en el hombro de Edward. Dejó una mancha húmeda de lágrimas y mocos en su camisa de trabajo.

Justo entonces, sin que su mano deje de acariciar mi espalda en círculos, mi papá dice:

—Ahora, Ark, cuéntame sobre Johnny Depp. ¿De veras es un gran actor? ¿Se supone que debo tomarlo en serio?

Y Edward le responde que sí, que en definitiva tiene talento y entonces ambos se enfrascan en una breve conversación acerca de las películas de Johnny Depp hasta que no pueden recordar cuál es su película más reciente. Me escucho decir *Los piratas del Caribe* y ellos responden: "Cierto, cierto, ésa es".

Es el mismo truco que utilizamos cuando las niñas comienzan a sentirse irritadas. "Oh, cariño, no llores, encontraremos tu pantufla de conejo, oh, ¡MIRA!", decimos con voz animada de profesores de preescolar. "¡Mira a Mr. Piggy (señor Cerdito)! Está solito en la sala. Es mejor que vayas a darle un abrazo a Mr. Piggy…".

Duermo mejor esa noche, en parte porque tomo dos Ambien en lugar de uno y en parte porque Greenie está aquí y camina por allí con su pijama de Brooks Brothers. Tiene fascinadas a las niñas porque les permite ver cómo se saca la dentadura postiza y ha prometido a Georgia que le permitirá pintarle las uñas de los pies al día siguiente.

En un desayuno de café y galletas con chispas de chocolate, le pregunto a Greenie si alguna vez le han hecho una pedicura. Él ríe porque las uñas de sus pies son prehistóricas, como madera granulosa y petrificada. Me encanta hacerme una pedicura pero soy demasiado tacaña para pagar por una. Quiero que él me pague una pedicura. Eso y además estoy un poco hambrienta de su energía en particular, de manera que quiero que venga conmigo.

—¿Vas a dejar aquí a las niñas con Ark? Ark, ¿estás de acuerdo con eso? —pregunta mi papá. Por supuesto que Ark está de acuerdo porque puedes obtener todo lo que desees cuando tienes cáncer; en especial al principio.

—Claro que sí —responde Edward.

—¡Me parece grandioso, cariño! ¿Podemos llevar al bombón con nosotros? —pregunta. En realidad sobreestima la capacidad de una niña de tres años de quedarse quieta en su asiento.

—No, todavía no.

Vamos en el auto por la avenida College hacia Berkeley y lo estacionamos frente a Galaxy Nails, donde tienen una fila vacía de sillas para masaje. La puerta se mantiene abierta gracias a un pequeño separador de dedos de los pies de hule espuma color rosa. Las hermanas coreanas que atienden el lugar nos dan la bienvenida. Nos subimos en nuestros tronos y le explico a Greenie cómo utilizar los controles de la silla: tormenta de relámpagos, golpeteo de manos, olas del mar.

—¡Cariño! ¡Fantástico! —después dirige la mirada hacia las hermanas—. Señoritas, ¡soy sólo el chivo viejo en su primera pedicura!

Se acomoda como un cliente regular con un *New York Times* en el regazo. Yo intento advertirles a las hermanas sobre las uñas de sus pies, pero las palabras se tornan innecesarias cuando él saca sus maltrechos pies de sus anticuados Docksiders que han adoptado la forma de dichas extremidades. Dos de sus dedos están pegados con cinta adhesiva atlética y así han estado durante años. Una de las hermanas enrolla la pernera de su pantalón y guía el pie hacia el agua tibia y agitada, y él libera un largo suspiro. Su contento se amplifica. Todos estamos contentos.

Esa tarde, Edward prepara cortes de carne de cerdo y yo bebo mucho porque beber me hace sentir muy bien. Todo es más divertido y menos severo y brusco. Nuestros amigos Deryl y Allison Seale están aquí y hablamos acerca de mi plan de tratamiento como si yo hubiera tenido cáncer durante años y todos conociéramos la rutina. Después de la cena nos relajamos en la sala, sobre nuestros desgastados sillones Ikea; yo bebo más vino tinto y mis ojos están irritados. Escucho que mi esposo y Deryl tocan la guitarra. Mi papá quiere escuchar "Sweet Caroline" y, a pesar de que no conocen los acordes, lo intentan y Greenie canta las palabras que puede recordar en cualquier orden en que se le presentan. Edward ríe con Deryl. Georgia trae puesto su mameluco con cierre y botones en el trasero y quiere escuchar su canción favorita, la cual es la mejor de Edward y Deryl: "The Only Living Boy in New York". Ya nos hemos bebido dos botellas de vino, pero noto que mi papá abre una más sin siquiera preguntar si alguien quiere más. Se me ocurre que el alcohol es justo para este tipo de cosas: para brindar un consuelo embrutecedor y calmante. Papá sirve más vino a todos mientras Edward y Deryl cantan para Georgia. Ella no canta en voz alta, pero contempla el rostro de su padre mientras él lo hace y sus labios se mueven al compás de las palabras. Lo adora. Entonces Allison sugiere esa vieja canción que canta el tipo de Little Feat titulada "Roll 'Um Easy". Es la primera canción que escuché tocar a Edward. Cuando llega a la frase que me gusta, él me mira con su gesto penetrante de guitarrista y asiente en mi dirección:

> *He cenado en palacios*
> *He bebido vino con reyes y reinas*
> *Pero, amor, oh, amor,*
> *Tú eres lo mejor que he visto jamás.*

Cambio de postura sobre el sillón de manera que mi cabeza descansa en un cojín enorme y lleno de bultos apoyado en el regazo de Greenie. Georgia está reclinada sobre la zona media de mi cuerpo y Claire está a punto de quedarse dormida en el suelo. Allison y yo nos miramos y entonces ella inclina la cabeza hacia un lado y sonríe. Cuando le devuelvo la sonrisa, ambas estallamos en llanto. Creo que es porque ambas reconocemos que, sin importar todo lo demás que suceda, esto es la felicidad.

10

Si considero la perspectiva general, debí saber que se aproximaba algo malo en lugar de permitir que me golpeara por detrás. Sexto grado me obligó a ponerme de rodillas; en especial después de quinto grado, el cual había marchado muy bien.

En quinto grado, mi mejor amiga, Allison Mundth, y yo teníamos el mundo en un bolsillo. Dividíamos nuestro tiempo en concursos de dibujo y en crear clubes exclusivos para nosotras. A veces, un dibujo, digamos una corona y un cetro, se convertía en parte del logotipo distintivo de un club, el cual figuraba en la papelería oficial del club y que se utilizaba para todas las comunicaciones del mismo, incluso para las elecciones.

Entonces aparecieron John Tucker y Chris Kerlin y llegó el momento de enfrentar lo inevitable. El primer problema fue decidir quién debía salir con quién. Para resolverlo, Allison escribió el nombre de John Tucker con letras mayúsculas sobre el mío, rodeó en un círculo todas las consonantes mutuas y aplicó un complejo algoritmo. John y yo obtuvimos una calificación de treinta y siete, lo cual significaba que estábamos destinados a casarnos y, más aún, que nuestra unión produciría trece hijos. Por tanto, Allison se quedó con Chris Kerlin.

A pesar de todas las matemáticas, los novios de quinto grado no representaban un gran problema. John y yo apenas hablábamos y no se esperaba que nos tomáramos de la mano. Los besos se encontraban a años de distancia. Sin embargo, si alguno de mis hermanos hubiera descubierto un garabato indiscreto (como KC + JT, juntos para siempre = éxito), bueno, aquello hubiera podido arruinar mi vida. Como consecuencia, mis cuadernos estaban cubiertos de tachones de rayas profundas y negras.

Comencé a asistir a la secundaria con optimismo. Mi clase estaba conformada por los graduados de tres escuelas primarias de la localidad, incluso una escuela parroquial. Tú pensarías que esos chicos provenientes de escuelas católicas serían extra amables después de recibir los beneficios de la Biblia, las monjas y todo eso, pero te equivocarías. De hecho, una de ellas, su líder, era, como escuché decir a mi mamá, *un maldito huevo podrido.*

Su nombre era Claudia Regan y durante las primeras semanas del año escolar intentó convertirse en amiga de Allison y mía con todo su vigor. Nos invitó a dormir a su enorme casa, aún más grande que la de Allison, la cual tenía el doble de tamaño de la número 168 de Wooded Lane. También, a diferencia de mi casa, la de los Regan tenía una alacena gigante y llena de cereales con azúcar. Hubieras podido comerte un plato rebosado de Lucky Charms seguido por Crunchberries cubiertos por Frosted Flakes y aún tener más opciones para la mañana siguiente. Allison mantuvo su serenidad en este ambiente tan pródigo, pero para mí fue imposible no preguntar si podía comerme un rápido plato de Honeycombs antes de subir a la habitación de Claudia. Comprendí que había cometido un error cuando Claudia me entregó una cuchara y después le dijo a Allison:

—Por lo regular, como cereal por la mañana. Hay emparedados de helado en el congelador de la cochera, ¿quieres uno?

Después de que ambas regresaron de comer su helado, subimos a la habitación de Claudia. A pesar de ser más una marimacha que una gatita glamorosa, Claudia tenía una muy numerosa colección de suéteres. Cuellos de tortuga, trenzados, cárdigans con botones de metal y otros detalles, como escudos de armas. Yo estaba muy impresionada. Rodeadas por suéteres con motivos tradicionales de todos los colores, nos dispusimos a realizar el trabajo de la noche, que era dividir a los chicos de nuestra clase en tres categorías: Aceptables, Repulsivos y Atractivos. Incluso si consideramos mi error de principiante con los Honeycombs, la velada fue bastante agradable. Al menos, eso creí.

Sin embargo, un poco después de la invitación a dormir, la invitación a dormir tan presumida y mencionada con tanta frecuencia, Claudia comenzó a pasarle recados a Allison en el coro. Y a llamarla cada noche. Y a compartir galletas Oreo con ella en el almuerzo. No sé con exactitud por qué Claudia eligió a Allison en lugar de elegirme a mí, pero yo odiaba tener que competir por la atención de Allison, beneficio del cual yo había disfrutado sin adversario alguno durante años.

No demasiado tiempo después de que comenzaron los recados, las llamadas y las galletas Oreo, nuestro grupo de niñas emperzó a organizar lo que se conocía como Círculos de la Verdad, los cuales consistían en que diez o doce chicas se sentaran en círculo y dijeran la verdad. Por ejemplo: "el grano que tienes en el cuello es desagradable", "tu cabello es grasiento" o mi favorita, "usas los pantalones demasiado altos". Estos círculos eran considerados como algo que los amigos debían hacer, como si dijéramos "yo soy tu amiga y sólo a una amiga le importarías lo suficiente como para decirte que ese overol hace que se te meta la tela en la entrepierna". Cierto día, hacia el final del descanso, Claudia Regan me miró a través del círculo y me dijo: "Tus dientes son tan grandes como los de un caballo". Muchas personas asintieron, se me contrajo el estómago y Claudia agregó: "Tal vez no deberías mostrar tanto los dientes al sonreír". Sonó el timbre y el grupo se dispersó. Mientras caminaba hacia la clase de estudios sociales con los labios apretados alrededor de mis dientes, escuché al pasar que Claudia le decía a Allison: "¡Oh, por Dios, no! *Tus* dientes son perfectos…". Aquello fue peor que tener hermanos.

Esa noche le conté la historia a mi papá. Él rió y dijo algo acerca de que sus propios hermanos solían llamarlo Bucky Castor y, justo entonces, mis hermanos comenzaron a bromear en la cocina y a lanzarme indirectas como: "Sólo tienes que defenderte con uñas y *dientes,* Kel" y "Oye, Kel, ¿quieres ver la película *Colmillos asesinos*?". Corrí escaleras arriba y le conté a mi mamá lo que Claudia había dicho. Pude ver que su mandíbula se tensaba debido al enojo. Por fin, alguien sentía mi dolor. Entonces ella se obligó a sonreír y dijo:

—Tus dientes son hermosos. Tienes una sonrisa perfecta. No le prestes atención a esa pequeña —hizo una pausa— niña.

La situación en la escuela continuó en deterioro. Hubo una pijamada en la casa de los Regan de la cual no me enteré hasta que Claudia llamó a mi casa y sostuvo la bocina del teléfono dirigida hacia un grupo de niñas gritonas. Esa noche, mis padres hablaron al respecto en su habitación. No pude escuchar sus palabras, pero el tono de mi madre dejó claro que atacarme a mí era equivalente a atacarla a ella.

Un mes después recibí una invitación a una fiesta en rosa contra el cáncer de Jodi Leaming. Ella era una niña dulce, no afiliada a ninguna de las partes. Mi mamá pegó la invitación a la pizarra de anuncios y, cada vez que yo pasaba por allí, sentía un estremecimiento de orgullo. Se la mencioné a mis hermanos una o dos veces, como: "Bueno, no estaré aquí para la cena del viernes porque tengo una invitación a una fiesta". Mi papá me dijo que podía llevarme. Entonces, la noche anterior me llamó Claudia para decirme que en realidad Jodi no quería que fuera a la fiesta pero que su mamá le había dicho que tenía que invitarme.

—¿Qué debo hacer? —le pregunté a Mamá entre lágrimas.

—Tal vez debas llevar protectores y un casco —sugirió GT, muerto de risa.

—¿Qué? —pregunté; sabía que era objeto de sus burlas, pero no entendía cómo.

—Para que, cuando comiencen a utilizarte como saco de arena para golpear, no te salgan moretones —respondió Booker.

—¡Mamá!

—Ustedes dos, ya es suficiente —dijo ella con tono amenazante—. Salgan de aquí; vayan arriba o al sótano. Ahora.

Ella apenas podía defenderme de mis hermanos; ¿cómo
podía esperar defenderme de las políticas de sexto grado?

No fui a la fiesta. No tuve el valor para correr el riesgo y mi
mamá no tuvo corazón para obligarme a asistir.

Hubo más Círculos de la Verdad y, a pesar de que mi madre
me imploró alejarme de ellos, yo no pude hacerlo. "El lunar
cerca de tu ojo parece una verruga gigante", me compartió
Claudia cierto día.

Con frecuencia llegaba a Wooded Lane bañada en lágrimas
de frustración. A mi mamá se le terminaron las frases optimis-
tas por decir, después de enfatizar lo obvio: "De cualquier
manera, ¿quién necesita a esa chica?" y "¡Desde luego que
no la invitaremos a *tu* fiesta!"… cerca del Día de Acción de
Gracias. Para cuando llegó el verano, yo estaba temblorosa y
avergonzada. Regresar a la escuela me parecía un suicidio.

Sin embargo, en el otoño de séptimo grado, Claudia fue llamada a la oficina del director. Había atado a una niña a una
barda de cadenas con las cintas del delantal del vestido de
verano de su víctima. Una profesora tardó diez minutos en
deshacer los nudos. Aún puedo ver el rostro manchado de
esa niña y sus hombros llenos de acné. Esta situación puso
punto final a los Círculos de la Verdad pues los maestros estaban pendientes de cualquier actividad que Claudia pareciera
coordinar. Algunos chicos informaron que, en su opinión,
Claudia había llegado demasiado lejos. Los pechos, los mismos que Claudia no tenía, adquirían cada vez más importancia. Fuera cual fuera el motivo, Allison y yo volvimos a hacer

más cosas juntas, sólo nosotras. El dominio de Claudia comenzaba a desaparecer.

Entonces las cosas mejoraron bastante en octavo grado cuando circularon rumores acerca de que Andy Sheehan estaba enamorado de mí. Andy Sheehan era el chico más codiciado, lo cual fue confirmado más tarde, aquella primavera, en el anuario de la secundaria Radnor, el cual lo nombraba "el más popular" *y* "el chico más apuesto". Yo consideré que sus atenciones, junto con el retiro de los aparatos de ortodoncia de mis gigantescos dientes, eran una intervención divina. Sólo tenía que aguantar hasta el último día de la secundaria dado que, al siguiente año, Claudia se marcharía a una escuela católica para niñas y yo estaría a salvo en la preparatoria Radnor, Andy Sheehan estaría a mi lado y sería mi héroe deportivo; además, contaría con el firme apoyo de mis hermanos al final del pasillo. La graduación marcó el final; yo había sobrevivido.

Un verano entre años escolares universitarios, yo estaba en la terraza de Wooded Lane; bebía un poco de Inglenook con hielo con mi mamá y tal vez fumaba uno de sus Benson & Hedges extralargos, los cuales ella había comenzado a compartir conmigo cuando cumplí veinte años de edad. Le pregunté cuál había sido la peor época de su vida.

—Sexto grado fue bastante malo —dijo ella. Noté que pensaba en voz alta.

—Guau, el mío también.

—No mi sexto grado, Kelly. *Tu* sexto grado.

—¿Por qué? —pregunté y dudé si había olvidado algo terrible que le hubiera sucedido durante aquel año.

—Verás: cuando eres madre y tu hijo sufre y tú no puedes evitarlo… es el infierno. El infierno absoluto.

11

≼ *Lunes, 23 de agosto* ≽

Los sonidos del Infusion Center son apagados e infrecuentes, como la cabina de primera clase de un avión. Algunos pacientes están reclinados en sus sillones e intentan pasar el tiempo dormidos. Otros tejen o leen el periódico. Una mujer profesional que está sentada junto a mí teclea con ligereza en su computadora portátil y no permite que nada interfiera con sus fechas de entrega. Las enfermeras traen jugos y mantas, como azafatas; su propósito es mantenerte a salvo, pero por lo general su tiempo está destinado a mantenerte cómodo.

Catherine, una enfermera de voz gentil, conversación profunda y sonrisa súbita, perfora mi piel y mi intravenosa está

conectada. No siento calor, frío ni cosquillas. La primera bolsa
es de solución salina, luego una bolsa de Zofran y medicamentos para combatir la náusea y después estoy lista para recibir
aquello por lo cual vine: quimioterapia. Catherine me muestra
un émbolo tan grueso y largo como una lanceta para rostizar
pavos. El medicamento es rojo, como Kool-Aid de cereza.

—Ésta es la adriamicina. Es muy poderosa, de manera que
la administramos a mano, muy despacio —me explica—. Aví-
same si sientes calor o rubor.

Veo que la intravenosa se torna roja. A Georgia le encanta-
ría. Es como jugar al doctor.

—¿Te sientes bien? —pregunta Catherine al tiempo que
me analiza.

—Bien —reporto—. Entonces, ¿recibiré cuatro dosis de
esto?

—Así es. Sólo cuatro.

—¿Pase lo que pase? Quiero decir, ¿sin importar lo que
haga el tumor? Pienso que, si en verdad funciona, ¿por qué no
me ponen más?

—No quieren que recibas más que cuatro dosis.

—¿Por qué?

—Puede dañar tu corazón —responde.

—Entonces, incluso si enfermo de cáncer otra vez, dentro
de veinte años, ¿no pueden volver a recetármelo?

—Es probable que no.

Edward y yo intercambiamos miradas. Recuerdo una conversación que escuché en una ocasión cuando mi tío Tommy
estaba enfermo. Mi mamá había estado en Baltimore con él y
entró, furiosa, por la puerta trasera.

—Esa maldita quimioterapia casi lo mata —le dijo a mi
papá.

—Creo que así es como funciona, querida. Creo que lo que *casi hace* es matarte.

—Por Dios, George, no sé cómo puede soportarlo. Soy honesta contigo. No sé cómo puede soportarlo —dijo ella y se apoyó en el mostrador.

—Él es fuerte, Mare. Iré allá la semana próxima y me sentaré con él —respondió mi papá y le acarició la espalda en círculos, como él suele hacer. Entonces, después de un minuto, tuvo una idea—. ¿Qué tal si vamos a la misa de las once y cuarto? ¿Qué dices?

Algunas personas van a la cama, otras van a correr, otras van al refrigerador. Cuando mis padres necesitan un escape o un consuelo, van a la casa de Dios.

—Permíteme cambiarme de zapatos —respondió mi mamá, dado que ir a la iglesia con los zapatos inadecuados anula el efecto total de ir a la iglesia.

—Ahora, éste es el citoxan —dice Catherine mientras cuelga una bolsa de plástico transparente en el gancho.

La gente no sólo llega a la oncología como podría llegar a la banca o a los seguros. Quiero saber más acerca de Catherine, por qué está aquí y cuánto nos comprende a nosotros, los pacientes. Además, espero convertirme en la favorita de la maestra para que ella siempre me guarde un buen asiento, revise dos veces la etiqueta de la intravenosa y sea delicada con las agujas.

—¿Tienes hijos? —pregunto. Quiero que ella sepa que yo sí tengo. Dos niñas pequeñas que necesitan que yo dure mucho tiempo.

—Tres: dos niños y una niña. ¿Y tú?

Después de un poco de la charla usual que las madres pueden sostener miles de veces y aún así ser verídicas (acerca de los hijos, de lo difícil que es, de lo pronto que pasa y de lo mucho que ellos te cambian), pregunto a Catherine cómo llegó a trabajar aquí. Ella responde que siempre quiso ser enfermera. Le pregunto si su mamá fue enfermera. Ella responde que no y luego, después de una pausa, me dice que su mamá fue una paciente. Le pregunto si ella tuvo cáncer. Ella asiente. Le pregunto si se trataba de cáncer de mama. Ella asiente otra vez mientras observa al citoxan deslizarse por el catéter. Le pregunto si su mamá recibió un buen tratamiento. Responde que su mamá murió cuando ella tenía seis años. Yo exclamo "oh, Dios" y le pregunto cómo se las arregló su papá. Ella responde que él murió un año y medio después. Catherine me revisa una vez más en busca de las primeras señales de una reacción alérgica al medicamento. Le pregunto quién cuidó de ella. Catherine dice que fue a vivir con una tía, junto con su hermano y su hermana. Le pregunto si alguno de ellos padece cáncer. Ella responde que no y se quita los guantes azules de plástico que la protegen del medicamento y a mí de una infección. Le pregunto si se ha hecho el análisis para averiguar si tiene el gen, el mismo que casi garantiza que tendrás cáncer de seno. Ella menea la cabeza. "No quiero saber". Catherine agrega que es curioso que conversemos al respecto dado que nadie en el Infusion Center sabe lo de su mamá. Aquí nadie sabe que su carrera y su humildad provienen de una mujer a quien ella apenas recuerda y que murió treinta y tantos años atrás.

—De acuerdo, estás lista —dice Catherine y pulsa algunos números en el aparato de la intravenosa—. Recibirás alrededor de dos horas y media de citoxan. Si tienes que ir al baño, puedes desconectar la máquina y llevarla contigo. Funcionará con batería de manera automática.

—Entendido —respondo.

—¿Estás bien cubierta? Tenemos mantas. También tenemos té, jugo y galletas de granola.

Es como la hora de la merienda y de la siesta al mismo tiempo. Catherine tiene el toque perfecto. Es respetuosa y concienzuda, pero rutinaria a la vez. Después de que ella se marcha, nosotros nos felicitamos por haber conseguido a "la buena". Edward me ofrece que, si yo quiero, él acudirá a la recepción para asegurarse de que siempre me atienda ella.

—Sí, definitivamente —respondo.

Edward saca el *New Yorker* que lo ocupa y yo encuentro mi página en el último libro de David Sedaris. De vez en cuando nos interrumpimos uno al otro para leernos algunas frases en voz alta.

Entre historias observo a la mujer sentada frente a mí. Parece que ha venido a la ciudad desde su granja en el centro de California. No se venden zapatos como los de ella en la ciudad. Parece tener cincuenta y tantos años. Su bolsa de solución intravenosa es enorme; estará aquí varias horas. Ella mira en mi dirección con insistencia y sonríe como si quisiera hablar, como la gente de los aviones que quiere hacer amistades en el aire. Su piel es pálida y grisácea, a pesar de que estamos en agosto, y no tiene cejas. Es paciente regular. Tal vez ella sepa algo que yo debería saber, como algunos remedios para las náuseas. O tal vez quiera imponerme algo, como la leche de soya, el arte de tejer o a Jesús.

—¿Es tu primer día? —me pregunta, después de que yo me demoro demasiado en hablarle.

—Sí, es mi primera vez.

Sin mucha provocación, ella me cuenta, con su voz de bibliotecaria, todo el peso que ha perdido, en su mayor parte debido a las úlceras bucales que le provocan muchas incomodidades al comer y que a veces sangran, y también porque muchos de sus alimentos favoritos ahora le saben rancios. Me dice que la quimio altera las células receptoras en la boca. Yo estoy preocupada.

Puedo sentir que el pie de Edward ejerce presión sobre el mío. Sé que él no quiere que escuche nada más. Él quiere que yo vuelva mi atención a mi divertido libro y quiere que esa mujer deje de contarme su historia llena de malas noticias y de lamentos. Pero yo no puedo evitarlo. Le pregunto sobre los demás efectos colaterales y ella los describe de inmediato: dolor en los pies, dedos dormidos; ambos síntomas por lo regular desaparecen después de muchos meses, pero a veces son permanentes, dice ella con cierto orgullo. Cólicos, diarrea, mala memoria; es como si ella buscara dentro de una canasta y sacara serpientes de allí.

—Hola, Mary —dice Catherine cuando regresa para revisarme.

—Hola —responde Mary.

Catherine se inclina sobre mi máquina y me dice en voz baja:

—Todo el mundo responde de manera distinta a la quimio. Mary tiene más quejas que la mayoría de los pacientes.

—Y Kelly es muy joven —dice Edward al tiempo que mira a Catherine en busca de una confirmación.

—Es correcto —nos dice Catherine y luego gira en redondo para dirigirse a Mary—: No has asustado a mi nueva paciente, ¿verdad? —le dice y guiña un ojo como si sólo bromeara.

Después me muestra cómo reclinar el respaldo de mi silla.

≫ ≫

Después de cuatro horas estoy desflorada. Nos despedimos, admitimos en el elevador que no estuvo tan mal, juntamos nuestros dieciocho dólares para pagar el estacionamiento y nos dirigimos a casa para ver a las niñas antes de que se duerman. El tránsito de Bay Bridge tiene otros planes para nosotros. Para cuando estacionamos el auto en casa, está oscuro afuera. Disfrutamos con Greenie una cena de pasta y salchichas que un amigo vino a dejarnos esta tarde. Mi papá dice que está orgulloso de mí. Me cuenta sobre las niñas, lo buenas, lo divertidas y lo dóciles que fueron todo el día. Yo le cuento sobre Catherine la huérfana, lo cual nos lleva a hablar acerca de las características que heredé de él.

—Supongo que heredaste el *asunto del cáncer* de mi lado; por tanto, gracias a Dios porque también te heredamos la buena piel, el cabello grueso y el sentido del humor o, de lo contrario, quizá te prepararías para demandarnos, ¿no?

Yo señalo algunas características que no heredé: la condición atlética, la serenidad y la fe.

Él dice que no debo preocuparme por eso. Él tiene suficiente fe para los dos.

Al día siguiente es el *picnic* de orientación del preescolar de Georgia. Yo permanezco en la cama, adormilada por el medicamento para controlar las náuseas y, sin embargo, un poco mareada. Intento leer pero no soy capaz de acallar mi diálogo interno. Una, dos, tres veces dejo mi libro a un lado y contemplo el techo. Más tarde me entero de que Georgia salió sola a llorar a una banca porque extrañaba a su mami. La siguiente es su primera gran semana y es probable que yo aún me encuentre bajo el agua, que intente nadar entre las som-

bras de la náusea y que duerma y despierte del Vicodín, el Ativan y el Ambien. Ella es una buena niña y estará bien, pero me
gustaría ser yo quien la recoja en la escuela y escuche el primer
reporte de la tortuga o de la niña que se metió en problemas
por golpear a alguien. ¿No me lo he ganado después de estar
aquí con ella cada día durante los últimos tres años? ¿No son
también míos sus ritos de iniciación?

12

Mi primer baile de graduación y yo ni siquiera se lo mencioné a mi mamá. Tal vez la castigaba por algo… como darme una nueva lata de pelotas de tenis como regalo de cumpleaños. O tal vez aún sentía rencor porque ella abrió mi diario y, cuando yo me acerqué, ella fingió que lo había confundido con mi cuaderno de humanidades. Sin importar el conflicto, yo no le conté que Brody McShane me había invitado a la graduación de tercer año. Ella lo supo por Booker, quien llegó a casa del entrenamiento de *lacrosse* sorprendido por la noticia, la misma que escuchó en el pasillo de las casilleros. Después de todo, en realidad se trataba de la graduación de Booker. Yo ape-

nas cursaba el primer año, utilizaba corpiños y a veces todavía
portaba overoles marca OshKosh B'Gosh.

No puede haber sido fácil para mi mamá. La sola decisión
de mi atuendo produjo una semana de pleitos, más dramáticos
por el lanzamiento de *Terms of Endearment (La fuerza del
cariño)*, película que tradujo en una forma de arte los conflic-
tos entre madres e hijas. El cine, la música y las series televisi-
vas ejercían gran influencia sobre mí, lo cual inspiró algunas
de mis mejores frases, como: "Esto no es amor, Madre. El
amor no se siente tan mal". También estaban los rumores
acerca de las botellitas con licor en los bolsillos de los esmoquines y los barriles de cerveza en el estacionamiento del hotel.
Agrega a ello la preocupación de mi madre por mi virginidad y
obtienes un mes de uñas mordidas, discusiones y ofensas.

A su favor tenía que Brody McShane era un *nerd*, un *nerd*
de primer nivel. Sin embargo, lo que ella temía era que yo
pudiera ser del tipo de chica que cambia de pareja después de
llegar al baile y dar un par de vueltas compulsivas del brazo de
Brody. Yo pude haber sido un botín fácil para algunos de los
tipos más rudos, los verdaderos veteranos, de la clase de Booker. Mi mamá encontró una manera indirecta de expresar su
preocupación en muchas oportunidades en las semanas prece-
dentes a la graduación con frases como:

—Recuerda, Kelly, irás a la fiesta para bailar con tu pareja.

—¡LO SÉ, Mamá! —respondía yo como si nunca hubiera
cedido a un impulso oportunista, como si no pudiera decidir si
su sugerencia era más sorprendente u ofensiva.

—Sólo digo que una dama siempre se marcha con el hombre que la llevó.

—¡Mamá! ¡Detente! —lloré.

—Yo me aseguraré de que se comporte bien —ofreció GT.

—¿Qué? ¿Serás mi chaperón? —pregunté.

—¿No te enteraste? Debbie Graves me pidió que fuera su pareja.

—Oh, por Dios. Esto es una pesadilla —dije yo y, sin desearlo, hablé tanto por mi madre como por mí misma. Es probable que mi mamá no fuera capaz de conjurar una imagen más enervante que la de sus tres hijos perdidos en una graduación y en las fiestas posteriores a la misma.

Booker entró por la puerta trasera.

—Oye, Book, ¿quieres compartir el transporte a la graduación? Debbie Graves me invitó hoy, después de la escuela.

—Oh, por Dios, esto apesta —exclamó Booker dentro de un suspiro gigante. Toda la frase sonó como una exhalación.

—Scott Corrigan, sabes que no me agrada esa palabra —lo regañó mi mamá.

Por tanto, los tres asistiríamos al baile de graduación de Booker.

Mi papá quedó a cargo de vestir a mis hermanos con sus esmoquines, lo cual significaba una visita a la casa de Betty Moran. Betty Moran era, y todavía es, una persona que nunca encontraba un problema que no deseara resolver. Tenía tres hijos varones que se habían graduado de preparatoria muchos años atrás y, como consecuencia, contaba con algunos esmoquines que ya les quedaban chicos. Ni mi papá ni mis hermanos se avergonzaron lo más mínimo por registrar los roperos de sus hijos en busca de algo para vestir.

Por otra parte, a pesar de que la hija de Betty Moran, una chica hermosa como princesa a quien llamábamos Poopsie, era de mi edad, mi mamá insistió en que yo tuviera mi propio vestido. Después de todo, se trataba de mi primer baile de graduación. De camino al centro comercial, cuando mi mamá me preguntó cuánto pensaba que valdría un vestido, le respondí que algunas chicas habían gastado cien dólares.

—¿Por un vestido que nunca volverán a usar? Eso es ridículo —dijo ella con una expresión similar a si hubiera olido queso *cottage* podrido—. Yo pensaba en veinte dólares.

Por tanto, en lugar de pedir prestado uno de los maravillosos vestidos de baile de tafetán de Poopsie Moran, yo compraría un vestido nuevo. Todo lo que yo quisiera, por veinte dólares o menos.

El ganador fue una imitación de un Gunne Sax que pidió prestada una parte de su estilo a los puritanos y el resto a los victorianos. Largo hasta el suelo, la parte superior tenía mangas florales esponjadas y muchos lazos recatados de satén cosidos en un repetitivo patrón en forma de V. El toque maestro era el "cuello". El encaje blanco cubría mi cuello por completo y casi alcanzaba la línea de mi mentón. Yo podía tocar el encaje con la oreja si inclinaba un poco la cabeza hacia un lado. Cuando objeté la severidad del atuendo, mi mamá me convenció de que yo quería un vestido que "dejara algo a la imaginación".

La tarde de la graduación mis hermanos fueron a recoger sus *corsages* y mi prendedor de flores y me permitieron obsesionarme con mi apariencia sin interrupciones ni comentarios desagradables. Me bañé en treinta centímetros de burbujas mientras me preguntaba cuáles habrían sido los preparativos de Amy Carter o, mejor, de Caroline Kennedy, para su graduación. Entregada a mi papel y envuelta con una de las deshilachadas batas de mi mamá, me rodeé de los inseparables instrumentos del diseño capilar: un par de tijeras muy afiladas, pinzas de carey para el cabello, un rizador de cabello de última generación de Allison Mundth. Con una botella nueva de Final Net, todo era posible.

Dividí mi cabello con precisión por el centro, en dos mitades iguales, y sujeté mis flequillos al frente con una pinza para aislarlos por completo de manera temporal. Después utilicé un peine ligeramente húmedo para peinar mi cabello del lado izquierdo en una cola de caballo, a la espera por el momento. Comenzaría por el lado derecho, mi mejor lado, el lado con el lunar cerca de mi ojo. Mi visión creativa era de veinte-veinte para eso. Yo sabía que el éxito del diseño dependía de mi habilidad para mantener las tres partes definidas y separadas. Me incliné hacia el frente y coloqué el cabello suelto del lado derecho sobre mi cabeza y comencé a hacer una impecable trenza francesa desde el cuello. Cuando llegué al punto encima de mi oreja, dejé de incluir más cabello nuevo y terminé la trenza. La aseguré con una de esas pequeñas ligas de plástico que GT debía colocarse en sus aparatos de ortodoncia por las noches. Después me hice otra trenza francesa muy corta desde la coronilla, sin intervenir con los flequillos, hasta ese mismo punto sobre mi oreja. Ahora, si puedes imaginártelo, yo tenía trenzas francesas opuestas que se juntaban sobre mi oreja. Enrollé ambas en inmaculados círculos concéntricos como la princesa Leia, pero más espectaculares.

Logré un efecto idéntico en el lado izquierdo, después de varios intentos, y entonces, después de un recorte mesurado de cabello, utilicé con cuidado el rizador de Allison para formar un rulo tipo *hot dog* con mis flequillos. ¡*Voilà!* Un par —diez— aspersiones de Final Net y todo quedó en su sitio. Yo estaba lista para levantar mi ridículo vestido sobre mis caderas y colgármelo de los hombros. Mi mamá podía subirme el cierre del vestido, pobremente oculto detrás de una hilera de "botones" de perlas falsas hechas de plástico.

Esta sesión de acicalamiento, incluso para mi primer baile de graduación, puso a prueba la paciencia de mi mamá. A ella siempre le había preocupado que el cabello se convirtiera en mucho más que un pasatiempo para mí. Sus expectativas eran más altas: la lectura tal vez, o la costura. En muchas ocasiones, durante un día soleado cuando yo debía jugar a la intemperie, ella me sorprendía en el baño azul que compartía con mis desagradables hermanos mientras yo dedicaba una atención esclavizante a arreglarme el cabello. Cuando mi papá me encontraba allí, con cabello recién cortado alrededor de mis pies, su único comentario era: "¡Cariño, hoy es un día soleado! ¡Respira un poco de aire fresco! ¡No quiero cultivar un montón de flores de invernadero!"; sin embargo, mi pasatiempo particular no le preocupaba. Yo hubiese podido estar allí dentro y leer *El rey Lear* y él me hubiera dicho lo mismo. Él era un gran creyente de salir en un día agradable. Por tanto, yo abría una ventana y le aseguraba que ya estaba a punto de terminar.

Mi mamá había llevado el mismo corte de cabello desde antes de que yo naciera y cualquier variación en el tono era un error o el desafortunado resultado de la tendencia de su "colorista" hacia los matices fríos en el invierno. Teñirte el cabello no era una opción, diría mi madre si le preguntaras; era sólo un agotador requerimiento de la condición de ser una dama, como las toallas sanitarias o las pantimedias color bronceado en el verano.

Para que lo sepas, en el transcurso de la noche permanecí al lado de Brody McShane a pesar de que él me trajo un abultado *corsage* de rosas rojas que parecía una herida de bala sobre mi vestido color durazno polvoriento. Sin siquiera establecer contacto visual, bailamos de manera afanosa con Devo, Juice Newton y Eddie Rabbitt. Mi estado de ánimo cambió de forma perceptible cuando tocaron "Jesse's Girl". Rick Springfield, además de su música excelente, representaba a Noah Drake en *General Hospital*. Yo amaba al doctor Drake a pesar de su sórdida aventura con una golfa pechugona de hablar infantil convertida en enfermera. A escondidas en la semipenumbra del salón de baile del Hilton, yo canté cada palabra con bastante sentimiento. Por fortuna, Brody contemplaba cómo sus manos pulsaban los acordes de su guitarra de aire. Era un edén para tontos. Si mis hermanos me hubieran visto, hubiera sido la desgracia de *KC + JT, juntos para siempre = éxito* multiplicada por diez. Sin embargo, como era su costumbre, ellos no me miraban; yo los miraba a ellos.

Cuando tocaron "Grandmaster Flash" (la canción que mezclaba "Another One Bites the Dust" y "Good Times"), Booker comenzó a hacer *breakdance* en medio de un círculo de adolescentes elegantes que giraban en círculos. La multitud estaba doblada en dos a causa de la risa o gritaba: "¡Vamos, Booker! ¡Bien, Booker!". Cuando Booker marcó el final de su baile con la barbilla apoyada en la mano, GT entró al centro del círculo para ayudarlo a levantarse. Chocaron las palmas de sus manos dos veces. Antes de que finalizara el momento, Booker levantó la mirada y me señaló. Yo resplandecí como un niño a quien piden que suba al escenario para ser el asistente del mago.

Más tarde, durante "Bette Davis Eyes", Booker besó a su pareja. Cada vez que Brody y yo describíamos un círculo completo, yo me dedicaba a estudiar la técnica de Booker. Sus ojos estaban cerrados con fuerza. Su mandíbula se abría y se cerraba al ritmo de la canción, como un pez hambriento que marcara el compás. El beso duró una eternidad, incluso hasta después de la nota final. Mis propios labios permanecieron secos pues Brody McShane evitó besarme por completo. Creo que al final de la noche sólo nos miramos uno al otro, encogimos los hombros y dijimos "adiós" con un ligero movimiento de la mano.

A la mañana siguiente escuché a GT en la planta baja

mientras restaba importancia a las inoportunas preocupaciones de mi mamá.

—Ella estuvo bien, Mamá. Yo la cuidé todo el tiempo.

Casi pude escuchar exhalar a mi mamá.

—Bueno, muy bien, GT. Eso está muy bien. Eso es lo que se supone que debe hacer un hermano mayor.

—Mamá, Kelly no es una golfa —agregó Booker.

—Scott Corrigan, sabes que no me agrada esa palabra.

Yo estaba sorprendida. Después de años de burlas y torturas, GT me respaldaba y Booker estaba justo detrás de él. Sin mediar una palabra entre nosotros, mi relación con mis hermanos se había suavizado; nos habíamos convertido en compatriotas después de ser combatientes. Eso es lo que recuerdo mejor. Eso y todo el tiempo que me tomó eliminar el fijador capilar de mis trenzas francesas.

13

—¿*L*e sorprende que todavía no haya perdido el cabello? —pregunto al oncólogo.

—No sucede de inmediato.

—Entonces, ¿se caerá? ¿Todo?

—Oh, indudablemente. Usted perderá todo su cabello —confirma él.

—¿En todas partes? —pregunto otra vez.

—En todas partes.

—¿Mis pestañas?

—Sí.

—¿Mi vello púbico?

—Todo.

Ya sé todo esto, pero hay algunas cosas que necesitas escuchar varias veces antes de asimilarlas.

—Mis hijas, si quedo calva (cuando quede calva), se sorprenderán mucho.

El médico nos conduce al consultorio de Susan Mark. Susan es psicóloga. Dado que quiero causarle una buena impresión a una profesional que valorará mi salud mental, le digo:

—Nuestra mayor preocupación es cómo afectará mi calvicie a nuestras hijas…

Susan dice que, hasta que los niños cumplen ocho años, no pueden evitar involucrarse en todo. En ausencia de algo que puedan ver o comprender, ellos inventan cosas. Entonces, en este caso, la caída de mi cabello es por culpa suya o es algo que les sucederá también a ellas, o ambas opciones. Tal vez yo me quedé calva porque Claire quitó otra vez las cubiertas de todos los libros de mi oficina, o porque un tiburón, como en *Buscando a Nemo* nadó escaleras arriba y masticó todo mi cabello. Los niños fabrican historias porque, según explica Susan, es más fácil compartir su espacio con algo maligno, pero definido, que con algo sin forma que sólo está allí, en la oscuridad. Yo asiento al recordar que la sensación fue mucho mejor cuando recibí mi diagnóstico que cuando me enfrentaba de soslayo a la mirada de la posibilidad, incapaz de ver nada con claridad, pero sin dejar de sentir su enorme tamaño.

Por tanto, una tarde de principios de septiembre, mi amiga Sarah me afeita la cabeza en la terraza mientras las niñas observan. Phoebe, la hermana menor de Edward, está aquí y registra el suceso con una cámara de 35 milímetros, con lo cual ayuda a darle un aire de representación teatral. Georgia hace pequeños bigotes con los cabellos que caen y rodean mis pies. Edward coloca un montón de rizos de cabello castaño en la cabeza de Claire. Yo bebo varios *whisky sours* y disfruto sensaciones de liberación y valentía. Puedo lograrlo.

Sin embargo, a solas en la regadera, mientras elimino pequeños cabellos de mi cuello y mis orejas y miro mi imagen en el espejo para afeitar de Edward adherido a la pared, es como si una flecha entrara a través de una ventana abierta y se clavara en mi pecho, y como si yo no pudiera hacer otra cosa salvo sostener la flecha y observar cómo escurre la sangre de mí, sobre mi abdomen, por mis piernas y hasta el suelo de la regadera, rosada y agitada por el movimiento del agua; como si apreciara con lentitud que esa hemorragia me matará tarde o temprano, a menos que alguien me encuentre allí y me salve.

Edward entra al baño, abre la puerta de la regadera y me mira como si fuera un adolescente que ve unos senos por primera vez.

—Sé que vas a pensar que mi intención es bromear, pero luces estupenda —yo comienzo a llorar, casi a sollozos, y él continúa—: De verdad… hablo en serio… puedes hacerlo… porque tienes un rostro muy hermoso.

Yo salgo de la regadera abierta para abrazarlo, para ser abrazada y para llorar. Después de un minuto me separo de él y sujeto sus hombros, como una matriarca agonizante a quien sólo le restan unas cuantas palabras y debe continuar:

—Estoy muy orgullosa de ti, Edward. Eres muy buen esposo y es muy importante que lo seas. Muchos hombres no son buenos para eso, pero tú lo eres en verdad. Tú lo eres en verdad.

Éste, como el día en el cual fui diagnosticada, resulta ser

un gran día, un día para recordar, un día en el cual cumplimos con nuestras expectativas y con todas las promesas que intercambiamos.

Me toma muchos días salir de casa. Días y una decisión final acerca de lo que debo ponerme: sombrero, turbante, pañuelo, peluca. Las orejas afuera, ahora adentro, ahora mitad afuera y mitad adentro. Me decido por cierto pañuelo como el mejor aliado para mi aspecto; sin embargo, mis grandes aretes de siempre ahora me hacen recordar a una adivinadora y entonces opto por cambiarlos por unas pequeñas esferas de plata, supongo que durante el resto del año. Mi pañuelo es de seda tailandesa color rosa con blanco, del tipo que tiene pequeños círculos y puntos, además de trazos azules que atraviesan el patrón de líneas delgadas. Me quedo de pie allí para asimilarme, para reconciliarlo todo.

¿Me atreveré a llevar a Georgia a la escuela? ¿Tendré incluso el valor de recoger a su amiguito? ¿Soy una madre de nuevo?

—Hola, Lori —saludo cuando mi amiga contesta el teléfono—. ¿Sabes? Creo que estoy lista para mostrar mi aspecto en la calle. Creo que llevaré hoy a los niños.

Ella está impresionada.

Visto mis viejos jeans Levi's y una camisa blanca y abotonada de Greenie. Me miro en el espejo más veces que en una semana entera. Mi pañuelo está bien sujeto a mi cabeza. Un toque de lápiz labial, mucho rímel y me siento atractiva de una manera extraña. Georgia y Claire están en sus asientos para bebé dentro del auto y me estaciono en la entrada de Lori justo a tiempo.

—Oye, luces hermosa —dice Lori, cuya madre murió de cáncer de mama cuando ella asistía a la universidad.

—¿Sí? Qué bien. En realidad no está mal —respondo e inclino la cabeza como una peluquera orgullosa.

—¡Jack, vámonos! ¡Kelly está aquí! —grita Lori.

Jack baja por las escaleras vestido con una camiseta de Dora la Exploradora y jeans.

—Pareces un monstruo —me dice sin emoción alguna. Luego me mira al pasar junto a mí y corre a resguardarse en su casa mientras yo me quedo inmóvil y sin habla.

—¡Jack! —lo reprende Lori y luego ella me mira—. Acaba de ver la película. ¿Ya la viste? *¿Monsters, Inc.?*

Yo no la he visto, pero creo que es donde aparece un monstruo cuya calva cabeza parece un globo ocular gigantesco.

—Oh. Um, tú sabes, creo que, um —digo al tiempo que desearía haberme quedado en casa, donde me siento bien—, tal vez ésta no sea una buena idea. Quiero decir, los demás niños…

—Oh, Kelly, ¿quieres que yo los lleve?

—Sí, toma —le digo y coloco las llaves de mi auto en su mano—. Las niñas están en el auto. Sí. Estaré en casa.

Salgo a pie hacia la avenida y dejo la puerta abierta detrás de mí. Les digo a mis hijas que Lori desea conducir hoy, de manera que ella las llevará a la escuela en nuestro auto y, ¿no será extradivertido?

—¡Vámonos, Jack! ¡Ahora mismo! —Lori está justo detrás de mí, así que yo me vuelvo y camino hacia mi casa. Espero que ningún conocido pase por allí.

Tomo el teléfono al abrir la puerta y marco el número de Edward.

—¿Kel?

—Me dijo "monstruo" —le digo mientras lloro y me arrojo sobre el sofá.

—¿Quién fue?

—Jack Lindgren.

—¡Ese pequeño cabrón!

Yo no sé qué decir acerca de un hombre que llama "cabrón" a un pequeño adorable de tres años; sin embargo, me viene a la mente la frase "mi héroe".

14

*I*ncluso cuando respondía que no, mi papá era fácil de convencer. Todo lo que se necesitaba era muchas sonrisas, una inclinación de cabeza y una concesión menor de alguna especie, como hacer temprano la tarea escolar o sacar una bolsa de basura. Como consecuencia, aprendí a esperar a que Greenie llegara a casa para discutir sobre los diez dólares que necesitaba para comprar una nueva bolsa Pappagallo o la próxima fiesta en la piscina de Anne Nealis, sin chaperón. Sin embargo, después de muchos "claro, ¿por qué no?", mi papá aprendió a apegarse al guión: "Depende de tu madre". A diferencia de Greenie, cuando mi mamá tomaba una decisión, cosa que ocurría con frecuencia, no recuerdo que se haya dado por vencida nunca. Su entereza ahora me parece una muestra de amor, pero, en aquella época, yo estaba convencida de que mi mamá intentaba arruinarme la vida.

Como ya he explicado, mi mamá era formidable en los temas de la moda, el cabello y el maquillaje. Sin embargo, llegaba a la obstinación en lo relacionado con los autos. Fue su ansiedad casi patológica por la conducción de autos por la noche lo que llevó a la Batalla de los jeans Guess en 1984.

Ese otoño, cuando yo era estudiante de cuarto año de preparatoria, Denise Warner me llevó a la escuela todos los días en un auto que compró con los salarios ahorrados en su empleo en Thrift Drugs, la farmacia junto a Acme, en Wayne. Ella no sólo tenía un auto propio, un Dodge Dart "clásico", sino también un montón de jeans Guess: negros, blancos, rayados (¿sabes siquiera cuántos pares debes tener antes de comenzar a comprar marcas originales?). Es suficiente con decir que es probable que Denise Warner haya sido la primera chica en Estados Unidos que poseyó jeans *Guess* deslavados cuando éstos hicieron su debut unos años más tarde.

Día tras día, yo intentaba inventar una manera más persuasiva de convencer a mi madre, criada por supervivientes de la Depresión, de darme $52 más impuestos para comprar un lamentable par de jeans Guess. Eso era todo lo que yo necesitaba. Con ese triángulo rojo e invertido en mi trasero, yo podía hacer cualquier cosa. Como formar parte del comité de bienvenida a la preparatoria Radnor.

—Ya tienes dos pares de jeans, Kelly. Jeans perfectos, sin parches —dijo mi mamá, como si viviéramos en la Limerick de Frank McCourt y debiéramos agradecer que en la preparatoria no lleváramos ropa marca Toughskins con parches pegados con plancha en las rodillas.

El caso parecía perdido hasta que cierto día, mientras compraba tres pares de calcetines por ocho dólares en The Limited, vi un anuncio enmarcado de SE SOLICITA AYUDA en la caja registradora.

De camino a casa calculé que, con un salario de $3.35 por hora, me tomaría cinco turnos de cuatro horas ganar una cantidad neta de $55 después de los impuestos. Con ese salario, supuse que podría vestir jeans Guess para el primer juego nocturno de la temporada de fútbol americano de la preparatoria Radnor. Y ya tenía los calcetines.

—¿Qué crees, Mamá? —le dije, quizá con demasiada arrogancia, cuando llegué a casa.

—¿Qué?

—Solicité un empleo hoy —hice una pausa para lograr un efecto dramático—. En The Limited. En el centro comercial. Por tanto, ya no te necesito. Yo puedo comprarme mis jeans Guess —yo estaba envalentonada.

Ella me miró a través de la mesa con los ases en la mano.

—¿Cómo te irás al centro comercial?

—Bueno, voy a necesitar que alguien me lleve. O sólo puedo llevarme el auto. Los turnos abiertos son de cuatro a ocho y tú no usas el auto a esas horas, de cualquier manera. Y son sólo tres noches por semana —respondí e intenté modular la vibra del poder adolescente en mi voz.

—Kelly, si piensas que voy a permitirte conducir el auto a casa desde el centro comercial Rey de Prusia por la noche, debo decirte que quizá estés a punto de perder la razón —dijo ella, como si le hubiera pedido un departamento propio en el oeste de Filadelfia—. Y lo cierto es que tampoco conduciré hasta allá seis veces por semana. Fin de la conversación. Y no dejes tu bolsa de libros sobre la mesa de la cocina.

—Esto apesta —dije entre dientes mientras jalaba mi bolsa para bajarla de la mesa y me dirigía hacia las escaleras.

—¿Qué dijiste? —preguntó mi mamá al tiempo que taladraba un agujero en mi espalda con su mirada. A pesar de que mis hermanos la decían en algunas ocasiones, yo había desarrollado un apego personal a la palabra *apesta*.

Ahora tenía una opción: retirarme con un "nada" o regresar y luchar.

—Dije que ESTO APESTA. APESTA DE VERDAD —pude haber alzado un autobús sobre mi cabeza con toda la adrenalina que fluía por mis venas—. Dices que no puedo tener unos jeans Guess porque son muy costosos, así que voy y me consigo un empleo para poder pagarlos por mí misma y ENTONCES dices que no puedo trabajar, que no puedo conducir hasta el centro comercial. Tengo DIECISIETE AÑOS, Mamá. Denise Warner ha trabajado tres turnos a la semana en Thrift Drugs desde que estaba en PRIMER GRADO.

—Qué bien por Denise Warner —dijo mi mamá, nunca dispuesta a hacer comparaciones.

—¡Sí! ¡Qué bien por Denise Warner es lo correcto! ¡Al menos su mamá la apoya, la comprende y quiere que tenga éxito en la vida! —grité. En ese momento creé una relación causal entre el éxito en la vida y los jeans Guess—. ¿Por qué no puedo ir al centro comercial en el auto? Ya tengo mi licencia desde hace un año. ¿Alguna vez he sufrido un accidente? ¿Un choque menor? ¿Una multa por exceso de velocidad? NO. NUNCA. Pero, por tu manera de actuar, daría lo mismo si hubiera atropellado a una anciana de regreso a casa de un bar.

¿Por qué no confías en mí? —yo había elevado la discusión de los jeans de diseñador a asuntos como la confianza y la comprensión. Si hubiera podido llevarla al tema del amor, hubiera sido un golpe magistral.

—En primer lugar, más te conviene dejar de gritar en este momento, señorita. En segundo lugar, sí confío en ti. Sin embargo, no confío en las demás personas. No voy a permitir que mi hija adolescente camine por un estacionamiento oscuro después de que cierren el centro comercial, se suba sola a un auto y conduzca por calles desiertas. No me importaría si quisieras ir a llevar alimentos a los pobres o unirte al Club Latino; no es seguro que conduzcas un auto de noche y a solas. Punto final. Ahora sube y quédate en tu habitación hasta que te llame para cenar.

Quizá debí suavizar mi actitud ante su resuelta devoción por mi seguridad, pero, en lugar de ello, subí con furia a mi habitación, donde garabateé una larga nota en la cual las palabras "odio vivir en esta casa" y "desearía que la mamá de Denise Warner fuera mi mamá" puntualizaron una diatriba más extensa acerca de la manera inhumana como era educada.

Alrededor de un mes después, justo antes de la noche del juego de fútbol americano, mi mamá dijo:

—Si quieres, te llevaré hoy al Rey de Prusia; si encontramos un par de jeans Guess, puedes probártelos.

—¿Hablas en serio? —pregunté con incredulidad amplificada, como si ella me hubiera entregado un nuevo tocacintas portátil.

—Sí, pero es un regalo de Navidad adelantado —respondió—. Por tanto, recuérdalo cuando llegue el veinticinco de diciembre y no encuentres tantos regalos debajo del árbol como tus hermanos.

Yo prometí recordarlo. Desde luego que lo recordaría. Es probable que en ese momento tuviera puestos los jeans Guess.

Ahora, Georgia y yo ejecutamos la misma danza. Yo digo:

—No, no más dulces. Es hora de marcharnos. Coloca todos los juguetes en la canasta y ve a ponerte los zapatos.

Y entonces, si ella cumple con todo sin demasiados problemas, cuando se sube al auto yo le doy un poco más de gomitas. Yo doy, yo quito y le concedo el punto, treinta años después, a mi madre. Y así como hizo mi madre aquella tarde cuando me arrojé a sus brazos para mostrarle mi gratitud por los jeans, acepto el agradecimiento enorme y pegajoso de Georgia con cierta renuencia porque no estoy segura de quién ganó esa lucha o cuál lección es la que acabo de enseñarle.

Y ahora, el lamentable epílogo de la Batalla de los jeans Guess de 1984.

Desde la perspectiva de una madre católica que intenta con desesperación criar a una agradable chica católica que sabe cuándo mantener las piernas cerradas (siempre), sólo puede ser considerado trágico el hecho de señalar la función que esos mismos pantalones desempeñaron en la pérdida de mi virginidad.

Yo cursaba el primer año en la Universidad de Richmond y Jimmy Betts, un estudiante de segundo año con el cabello tan claro y desordenado como el de un ángel, fue mi primer novio no ficticio. Conducía un BMW blanco y vestía pantalones de corte militar marca Duck Head cada día, hasta que llegaba la primavera y entonces los cambiaba por pantalones de corte militar recortados marca Duck Head. Tenía un par de suéteres coloridos y gruesos como los que solía vestir Cliff Huxtable en *The Cosby Show* y, cuando no los usaba él, los usaba yo. Él decía que mis piernas eran fabulosas, y ninguna de mis prendas las hacían lucir mejor que mis jeans Guess. Él era adorable y me amaba como sólo puede amar un chico de diecinueve años: de manera súbita y delirante. La vida en pareja era nueva para mí, como lo era cualquier contacto con esas cosas puntiagudas que vivían debajo de la cintura de los varones.

Mi madre había desalentado mi despertar sexual con el tráfico de propaganda como: "Tu padre nunca se hubiera casado conmigo si yo no hubiera sido pura". El énfasis en el término *pura* era similar a una palabra clave utilizada en una operación primeriza para embaucar a un criminal. Ella encontraba muchas maneras para insinuar que cualquier chico decente, un chico tan bueno como mi papá, no tocaría a una chica que ya hubiera sido tocada antes. Y yo lo creí.

La campaña de mi madre recibió la ayuda de mi propia ansiedad relacionada con los bultos peludos y purpúreos que por accidente había visto en una o dos ocasiones al haber crecido con dos hermanos. Creo que Dios debe haber diseñado el venoso pene y su cama de cojines colgante y repugnante para disuadir a las mujeres hasta que su curiosidad eclipsa sus reparos estéticos. O tal vez al saber que el coito implica ciertas vistas, olores y sonidos desafortunados, Dios permitió de manera deliberada que los ingredientes del alcohol estuvieran cerca, donde el hombre los encontrara con total certeza.

Sin importar de quién sea el mérito, yo entré a la universidad todavía virgen, lo cual, una vez que se extendió el rumor, colocó un enorme y redondo tiro al blanco, un tiro al blanco que, con el tiempo, pertenecería a Jimmy Betts, quien me convenció, después de cientos de noches de borrachera, de que mi mamá no se refería a él sino a los demás tipos. Yo estaba un tanto atormentada por todo el asunto y estoy casi segura de que Jimmy, por su parte, también estaba sometido al mismo tormento. Él durmió noche tras noche durante meses de castidad en mi litera mientras yo me acurrucaba contra él sin piedad. Ahora me pregunto cómo lograba atravesar todo el campus cada mañana cuando en realidad estaba tentado a desenvainar su espada (como dirían mis hermanos) detrás de la planta eléctrica o incluso del árbol frondoso más cercano.

En un momento dado, mis amigas más experimentadas lograron convencerme. Su campaña comenzó con una preocupación genuina por mi falta de atención ginecológica hasta el momento. Nadie me había sugerido nunca antes que acudiera al ginecólogo y, de alguna manera, desde mi apreciación católica de la situación, ser revisada en el consultorio de un ginecólogo era lo mismo que ser vista en el instante de comprar condones o de practicarme un aborto. Sin embargo, con el paso del tiempo, la presión para que me hiciera una prueba de Papanicolaou comenzó a afectarme y llamé a mi mamá.

—Entonces, Tracy y Missy no pueden creer que yo nunca haya ido al ginecólogo.

—Kelly —dijo mi mamá con ligereza—, ahora eres una adulta. Si quieres ir con el intimidante médico, es cosa tuya.

Después de aceptar la responsabilidad por mi salud reproductiva, mis compañeras de habitación prepararon una sesión de preguntas y respuestas referentes a las relaciones sexuales. Con un paquete de seis cervezas Milwaukee's Best y una cajetilla de Merit Ultra Lights, yo expuse mi absurda ingenuidad con preguntas como: "Entonces, ¿cuántas veces tiene que entrar y salir?".

Como preparación final para mi pase a la feminidad,

escribí una obra teatral de un acto en la cual una chica recién desflorada confronta a su madre, misma que fue *representada* por mi clase de escritura creativa. Nombré Meggie Contini a mi protagonista, una sutil alusión literaria a *The Thorn Birds,* una épica comparable que también desafiaba las nociones de la moralidad católica.

Una semana después, en febrero de mi segundo año en la universidad, me salí de mis jeans ganados con tanto esfuerzo, me recosté en una cama gemela sobre un colchón desvencijado, y el dulce Jimmy Betts dejó atrás todo el drama en menos de dos minutos. Ahora, yo era una mujer. Después de una terrible consternación, yo había desobedecido a la Iglesia católica y a Mary Corrigan.

Aquel verano, la amiga de mi mamá, Susan Scheeler, la llamó para decirle que había encontrado un condón en la bolsa de playa de su hija. Mi mamá sólo rió y le dijo:

—Oh, Susan, vamos; si tu hija fuera virgen a su edad, tú te preguntarías si no es lesbiana.

La hija de Susan Scheeler estaba a punto de comenzar el cuarto grado *de preparatoria.*

Todas esas patrañas acerca de la pureza, ¡ja! Resultaba claro que había llegado mi momento de crecer y tomar el control.

15

—*E*stoy bien. Puedo hacerme cargo de todo —prometo a Edward y lo mando a trabajar—. Las niñas estarán en casa de Amie hasta el mediodía y yo revisaré algunos de estos libros que la gente ha mandado. Estaré bien.

Lance Armstrong, no. *Manejo homeopático del dolor*, no. *Aprender a vivir con cáncer*, no. A solas con mi cabeza calva y mi tumor, me contemplo en el espejo durante un rato y después oprimo mi seno para sentir la bola, la misma que ahora puedo imaginar con toda claridad, y me pregunto si la quimio ha producido algún efecto.

Como necesito un estímulo, marco el número del teléfono

celular de Greenie. "Sí, has llamado al teléfono celular de George Corrigan. Ya sabes lo que hay que hacer. Buena suerte para un gran tipo o una gran chica". *Beep.*

—Oh, hola, soy yo. Todo está bien, en calma. Me siento muy bien. Calva, pero bien. Creo que estoy aburrida. De acuerdo, hablaremos más tarde.

Aún necesitada de un estímulo, envío un mensaje por correo electrónico y me demoro con cada frase. Tiene que ser optimista para que la gente no se preocupe demasiado y divertido para que nadie tema responderme. Es una gran tarea el hecho de ser la primera persona de tu edad que enferma de cáncer.

PARA: Todos
FECHA: 13 de septiembre de 2004, 9:11 a.m.
REF: Últimas noticias

La quimio, debo decir, no es tan mala. Una enfermera llamada Catherine inserta una aguja de mariposa en mi puerto (imaginen un tornillo de Frankenstein cerca de mi clavícula) y yo me siento allí durante cinco horas a charlar con Edward, a hojear revistas y a observar tejer a la gente. Por lo regular, dormito durante un rato (tienen mantas tibias para los pacientes). Después de tres años de maternidad, encuentro el silencio casi paradisiaco.

En cuanto a mi cabello, desperté el viernes con cientos de cabellos en la almohada y durante el transcurso del día me saqué más con la mano. Entonces, con Georgia y Claire a mis pies, salimos a la terraza y me afeité la cabeza. Edward me asegura que mi cabeza es una maravilla de simetría y belleza, pero, al mismo tiempo, uno quiere preparar a sus hijos.

Por último, me he inscrito a una prueba médica con marihuana; por tanto, si a alguien le interesa volver a su juventud, tome sus discos de Pink Floyd, empaque unos nachos y diríjase al número 455 de Mountain Avenue.

Gracias por todos los sombreros. Los uso día y noche.

Con amor,
Kelly

Pulso el comando de "enviar" y después me quedo sentada con mi té y espero. Después de algunas respuestas automáticas de las personas que están fuera de la oficina o de vacaciones, leo mensajes electrónicos de Allison Mundth, Emily Birenbaum, Booker y Tracy Tuttle. En el transcurso de una hora, mi bandeja de entrada está llena de correos electrónicos, lo cual es justo lo que yo quería.

En la mitad de la lista veo un mensaje de mi prima Kathy. Según recuerdo, nos conocimos en Ocean City, Maryland, cuando yo asistía al jardín de niños y ella apenas se había convertido en adolescente. Con un viejo traje de baño y un pañuelo azul, ella contó un chiste en una habitación llena de chicos y, sin esfuerzo alguno, sometió a cada uno de ellos a su hechizo. Como si lo anterior no fuera suficiente, unas horas más tarde sacó un billete de un dólar de su propia cartera de cuero rosa, extraída de su propio bolso de jean, para comprarse un helado de cereza en el camión del heladero. Como es natural, yo la había reverenciado desde entonces.

El verano pasado, su hijo de veinte años murió en un accidente automovilístico. Mi papá llamó a nuestra casa a las siete de la mañana. Lloraba.

—Oh, cariño —dijo él en un tono de voz demasiado alto—. Oh, Kel, Aaron Zentgraf murió anoche. Accidente de auto.

—No, oh, no.

Greenie y yo lloramos juntos. Edward se acercó a mí por detrás y sólo esperó a que yo colgara y me girara hacia él.

—¿Cómo podrá Kathy salir jamás de la cama? —le pregunté—. ¿Cómo podrá jamás ponerse de pie?

Georgia apenas iba a cumplir dos años y Claire era recién nacida. Cada vez que las miré ese día, lloré.

Ha pasado más de un año desde que Aaron murió y, a pesar de que le he dejado mensajes telefónicos y le he enviado correos electrónicos, Kathy ha permanecido en silencio, por lo cual no puedo culparla.

Sin embargo, allí está su nombre, justo allí. En un par de líneas sin puntuaciones, ella dice que ahora soy uno de ellos, "la gente que está consciente de lo *otro*". Ella dice que Tony, su esposo, piensa en ese grupo como en una subcultura.

De manera que ahora estoy dentro. Algo en su manera de estructurar la frase me hace sentir casi afortunada, o tal vez me complace ser un poco más semejante a ella, una persona que ha sido hecha real, una persona que ha sido absorbida al interior de una existencia relacionada pero separada. Al mismo tiempo, me siento como una imitación deplorable, pues no hay posibilidad alguna de que mi dolor sea de la misma clase que el de Kathy y Tony.

Ella también dice: "La gente piensa que la muerte es lo peor que puede suceder, pero, desde luego, eso no es cierto". Imposible. Reenvío el mensaje a Edward con una serie de signos de interrogación.

Durante semanas, Edward y yo conversamos al respecto. ¿Qué podría ser peor? Nosotros animamos a las niñas cuando se deslizan por la resbaladilla, las miramos besar su reflejo en el espejo del pasillo y las escuchamos cantar "This Old Man" en el asiento trasero del auto. Nos decimos uno al otro: "Nada podría ser peor". Sin embargo, después nos enteramos de nuestro viejo amigo Luke cuya hija de veinte años pesa menos de cincuenta kilos y odia su propia imagen. Luke, quien se encuentra solo una vez más después de otro terrible divorcio, teme marcharse al trabajo: le aterroriza la posibilidad de que su hija se suicide si decide no beberse su licuado de proteínas o si corre hasta perder el sentido. Mi amiga Josie es soltera, tiene cuarenta y seis años y nació para ser madre. Nadie sabe qué decirle mientras sus ovarios se secan como pasas. Ella no tiene ni la mitad de lo que tiene Kathy. Quiero decir, el dolor de Kathy existe porque, durante veinte años, ella amó a su hijo. Veinte años de amor es bastante. Vale más que todo su sufrimiento.

Recibo otro mensaje por correo electrónico de una amiga mía particularmente madura, Jen Komosa. Ella sólo dice: "Tú eres más fuerte de lo que crees. Eres lo *bastante* fuerte".

Hace alrededor de siete años, su mamá murió a causa de ciertas complicaciones de una cirugía cerebral, después de dos años de tratamientos, especialistas y parálisis. Jen supo, cuando su mamá fue colocada en una silla de ruedas y apenas era capaz de ver o de escuchar, que no mejoraba. La mamá de

Jen estaba próxima a cumplir sesenta años y había visto casarse a muchos de sus numerosos hijos. Hizo eructar en su hombro a las hijas de su hija y las miró perseguir luciérnagas y jugar a la casita. Sin embargo, cuando la hermana de Jen la llamó a las tres de la mañana para avisarle que su madre había fallecido, Jen vomitó en el piso, junto a su cama.

Cuando llamé a Jen para averiguar cómo estaba, ella me dijo que la gente entraba y salía alrededor de ella y que hacía lo que la gente suele hacer: flores, comida, tarjetas, llamadas, favores. Me dijo que casi todo el mundo le dijo algo como: "Tu mamá tuvo una buena vida. Fue muy feliz. Estaba muy incómoda. Ahora ya está en paz". Bueno, sí, de acuerdo, bien por tu mamá, pero, ¿y qué hay de ti? ¿Y qué hay de tu paz? ¿De tu comodidad? ¿Quién te ayudará a recordar de qué te disfrazaste para el *Halloween* de aquel año o el nombre de tu maestra de quinto grado? ¿Quién te prestará dinero para comprar tu primera casa o llorará cuando nazca tu bebé? ¿Quién se sentará en primera fila para ver tu obra de teatro?

¡Mira, Mamá! ¡Ésta es la escena de cuando nos comprometimos! ¡Oh! ¡Esta parte te encantará! ¡Mírame con mi vestido blanco, Papá! Qué tal ésta: ¡Edward y Papá juegan golf juntos! ¡Y en esta nueva escena nos embarazamos! ¡Oye, mira, Papá! ¡Edward lee el *Sports Illustrated* de principio a fin COMO TÚ! ¿No te parece una buena obra de teatro? ¿Acaso no te encanta? ¡Espera! ¡Hay más! ¡Edward recibe un ascenso en el tercer acto! ¡No te vayas todavía! ¡Georgia asistirá al jardín de niños el próximo año! ¡Espera hasta que veas su primera competencia de natación! ¡Sus anteojos de natación de tigre! Por favor, quédate. ¡Le compramos unos zapatos de claqué a Claire! ¡Esa parte todavía está por suceder...! ¡Claire toca la armónica! ¡Ha solicitado su inscripción a Yale! No TE VAYAS... ¡se pone muy buena!

16

Amelia Taylor tenía siete años cuando murió su mamá. Yo la conocí muy poco después de eso en su sala en Sydney, donde me entrevisté para ser su nana.

Cómo sucedió que busqué empleo en Australia no es el punto; sólo diré que GT entrenó algunos equipos de *lacrosse* en ese país algunos años atrás y la atención que obtuvo al regresar a casa fue el equivalente moderno de matar al ternero cebado y festejar durante días. Él oprimió el botón de reinicio y se convirtió en GT, *el viajero mundial*. Había comenzado a tocar la guitarra y su cabello estaba tieso y colorido porque, según explicó en una de sus historias fascinantes, le había permitido a una chica australiana que le hiciera luces en el flequillo mientras él ensayaba notas en la guitarra del arrendatario del albergue.

Decidí entonces que el objetivo general de marcharse de casa es poder regresar, nuevo y mejorado. Me pregunté si un poco de tiempo fuera del país podría beneficiar a mi marca personal. Yo regresaría con la capacidad de enrollar mis propios cigarrillos, de beber Steinlager y de hacer proselitismo con el reciclaje y el imperialismo estadounidense.

Sería como cualquier molesto estadounidense repatriado, dedicado a iluminar a sus ignorantes hermanos.

Por tanto, después de ahorrar durante un año, volé a Australia con mi compañera de habitación de la universidad, Tracy Tuttle. Invertimos los dos primeros meses en "beber hasta hartarnos en el *pub*", en besar europeos y en tomarnos fotografías una a la otra en las playas, y entonces llegó el momento de encontrar algún empleo remunerado.

La familia Brown tenía una piscina techada y parecía fácil entretener a sus hijos. Apenas me había instalado en mi modesta habitación cuando Eugenia Brown me pidió reunirme con ella en la sala para "revisarlo todo". "Todo" resultó ser muy distinto a lo que habíamos hablado durante la entrevista, antes de que yo desempacara mis quince prendas de ropa y enviara a mis padres una postal con mi nueva información de contacto y muchos signos de exclamación. "Todo" incluía deberes domésticos semanales, como cepillar los mosaicos de la piscina, aspirar ambos autos y doblar boletines para su pequeño negocio (enseñar estrategias de ajedrez a jugadores dedicados alrededor de Sydney). Yo pregunté, como lo haría cualquier estadounidense con cierta autoestima y ex miembro de un sindicato, si esas actividades sustituirían al cuidado de los niños o eran adicionales a ello. En apariencia, esta pregunta fue una estrategia errónea que me condujo de regreso a la sala unos días después "sólo para revisar"; durante esa reunión, Eugenia me dijo que pensaba que yo no era adecuada para esa familia. Me dijo que "hacían un experimento" con una estadounidense, pero que pensaban que lo mejor era volver con las asiáticas, quienes "habían trabajado tan bien" durante varios años.

Envalentonada por el hecho de que nunca más volvería a verla y animada por mi amor por el drama, le dije que debía sentirse avergonzada de sí misma y azoté la puerta al salir. Incluso *pude* haberles gritado a los niños: "¡Oigan chicos! ¡Su mamá acaba de despedirme porque no cepillaré los mosaicos de su piscina, así que no verán una película esta noche!". Invertí el fin de semana en llamar a la gente de los anuncios que ofrecían empleo, lo cual me llevó a mi segunda familia, encabezada por un aeromozo llamado John cuya esposa había muerto poco tiempo antes. Yo sería la primera nana desde el fallecimiento de su esposa. Cáncer. Su nombre era Peggy.

Podrías decir que la casa había sido pequeña, quizá con una sola habitación, pero con el paso de los años se había extendido. Una cocina nueva, un par de habitaciones, una piscina, una vivienda para visitas. No tenía un estilo discernible. Sólo muchos objetos de segunda mano de varias fuentes que no combinaban.

En esa casa abarrotada vivían John, sus dos pequeños hijos, Amelia y Martin, su hijastro de veintiún años y su suegro, Poppa. Había sido el hogar de Peggy, quien reunió a su primogénito, a su padre, a su esposo y a sus nuevos hijos bajo un solo techo, *su* techo. Entonces enfermó de cáncer y pasó mucho tiempo "en el hospital" y ahora estaban todos allí, mirándose unos a otros como si se preguntaran qué diablos hacemos todos aquí.

Viví con ellos durante cuatro meses; cociné recetas que ella había marcado como "¡BUENA!" en sus libros de cocina, deseché correo basura dirigido a ella, llevé a su regordeta y hermosa hija de ojos azules al ballet y recibí regaños de su hijo de cuatro años por olvidar su sombrero para el sol, una parte requerida de su uniforme escolar. Con mucha frecuencia pensaba: *Están bien, Peggy. Todo parece indicar que estarán bien.*

Cierta noche, mientras John estaba en el trabajo y servía cocteles a los pasajeros en su viaje a Tokio, tuve una cena espontánea con Poppa, el padre de Peggy. Él sirvió un poco de vino blanco, yo preparé pasta con salsa rosada y comenzamos a hablar acerca de su hija.

—Ella vino por mí después de la muerte de mi esposa. Me dijo: "Papá, tenemos espacio para ti en Sydney. Tenemos una habitación con baño propio y un pequeño refrigerador. Tenemos un naranjo que necesita ayuda y estarás a cargo de lavar la ropa sucia". Eso fue lo que me dijo —yo sonreí. Mi papá era famoso por su constante solicitud de ropa sucia. Podía escucharlo gritar: "¡Cariño! Ya estoy listo para poner a lavar una carga. ¿Tienes algo para mí?"—. Cuando llegué aquí, ella tenía el lugar preparado para mí. Incluso subió el refrigerador a una mesa plegable para que yo no tuviera que agacharme. Ella pensó que se haría cargo de mí... —yo asentí—. ¿Quieres un poco más? —preguntó al levantar la botella de vino.

Yo asentí de nuevo. Tenía una borrachera agradable. Los niños estaban en su habitación y armaban un gigantesco rompecabezas de dinosaurios de un metro y medio de longitud sobre el suelo. Podía escuchar que Amelia alternaba los elogios y los regaños para su hermano menor. "¡Buen trabajo, Martin! ¡Eso está muy bien hecho!", y después, sin previo aviso, "¡No, Martin! ¡No seas tonto!".

—Ella fue muy saludable durante toda su vida —dijo él y me miró de frente, como si tal vez yo pudiera explicárselo—. Nunca se rompió un brazo siquiera ni se contagió de sarampión... saludable como un caballo... —él bajó la mirada y la conversación se hizo más lenta.

—Usted debió sorprenderse mucho —lo animé a continuar. Me habían hecho muchas confidencias, pero nadie se había sentado conmigo para contarme lo que sucedió con Peggy Taylor, lo que había sucedido para que una chica de veinticuatro años se convirtiera en el soporte de su familia.

Hubo una pausa larga.

—Me preocupan los chicos. Amelia ha estado muy desorientada. Ella cambia sus lealtades todo el tiempo: un día es conmigo, al día siguiente es con Evan y, cuando Martin llega a casa, se dedica a él por completo y parece resentida con el resto de nosotros.

—Mi hermano GT diría que ella diversifica sus riesgos.

—Sí, eso es. Ella no confía en nosotros —hizo una pausa y luego agregó—: Sin embargo, ella quiere confiar.

—Tampoco confía en mí. Me regaña por untar demasiado Vegemite en su pan tostado o por olvidar sus libros de biblioteca para la escuela. No se sienta sobre mis piernas. Ni siquiera le agrada cuando Martin se sienta sobre mis piernas. El otro día no quiso comerse una de mis galletas.

—Estaban ricas las galletas, querida —por lo regular me llamaba Kelly—. Es una niña especial —dijo él al tiempo que estallaba una batalla en la habitación trasera. Él comenzó a recoger mi plato y a levantarse.

—Yo lo hago, Poppa. Yo lo hago. ¿Puedo prepararle un té después de controlar a esos chicos?

Él siempre se preparaba una taza de té con limón antes de desaparecer en su habitación hasta el día siguiente.

—No. Gracias, querida. Esta noche no —se levantó. Yo apoyé mi mano en su brazo; lo toqué por primera vez desde que nos saludamos de mano el día que me mudé, y él se inclinó hacia mí y me besó en la frente, lo cual me hizo ruborizar.

Él caminó vacilante hacia su habitación, con el rostro encendido a causa del vino, y yo me dirigí a la recámara de los niños. Al tiempo que me acercaba, les advertía:

—¡Amelia! ¡Martin! Es hora de recoger. Ya es suficiente por hoy. Vayamos a… —cuando entré los encontré en pleno pleito por un libro.

—¡No es suyo! —imploró Amelia—. ¡Mamá me lo regaló a mí! ¡Kelly! ¡Dile que lo suelte! ¡Martin!

Comencé por emplear una voz autoritaria:

—¡USTEDES DOS! ¡ALTO! —sin embargo, cuando esa estrategia falló en provocar siquiera un contacto visual pasajero, empecé a retirar los dedos de Martin del lomo de un ejemplar de pasta dura y de gran tamaño de *Where the Wild Things Are*—. Si no pueden compartirlo, no pueden tenerlo. No obstante… —ellos se inmovilizaron debido a la anticipación y a la espera de una salida— si ambos recogen en este momento, se lo leeré. Pero tienen que recoger todo esto en este instante…

Entonces, les leí la historia de Max, ese niño audaz que navegó por varias partes durante un año hasta llegar a un sitio donde gruñían y rechinaban los dientes unas bestias con garras; pero Max, el valiente Max, sólo las miraba a los ojos y decía QUIETAS. Gracias a ello pudo gobernarlas. Para agradar a los niños leí esas páginas con profunda convicción, pero yo sabía la verdad.

17

≋ Martes, 28 de septiembre ≋

Existe el temor, como el momento previo a un accidente automovilístico o la sensación de alarma que atraviesa tu cuerpo cuando ves que tu bebé se desliza debajo de la superficie del agua, y existe el dolor, como cuando te golpeas la cabeza con la puerta abierta de un estante o el calambre en tus hombros mientras cargas un extremo del sofá por esos últimos escalones y tus dedos se resbalan. También existe el temor y el dolor juntos, como cuando das a luz a un bebé o te pones de pie por primera vez después de una cirugía. Hasta que te aseguran que sí ha funcionado, la quimioterapia es así: temor y dolor, temor y dolor que se alternan sin cesar.

Ayer tomé dieciocho píldoras en veinticuatro horas para todo, desde los ya conocidos efectos secundarios, como la náusea y la fatiga, hasta los secretos, como las infecciones escurridizas y el melodramático estreñimiento. Cada efecto secundario puede ser tratado con medicamentos, los cuales por lo regular tienen sus propios efectos colaterales. Para la náusea: Zofran. Para el estreñimiento ocasionado por el Zofran: laxantes y ablandadores de caca. Para evitar infecciones y estabilizar tu conteo de leucocitos: Neupogen. Para el dolor profundo de huesos causado por el Neupogen: Vicodín, el cual, por su parte, ocasiona náuseas y mareos. Y allí estás tú, de vuelta en el sitio donde comenzaste.

Yo le explico todo esto a mi mamá con tono ligero cuando ella me dice que hoy es su cumpleaños.

—Hoy cumplo sesenta y cinco años —dice ella con una notable falta de expectativas o decepciones. Sesenta y cinco años y yo ni siquiera le envié una tarjeta. Ella es noble; en especial si consideramos las fanfarrias que yo espero en mis cumpleaños, incluso ahora que ya soy, como suele decir mi familia en son de broma, "problema de Edward". De alguna manera, terminé de coser esa funda para la otomana la semana pasada y ayer estuve una hora en Old Navy y adquirí más basura, pero no compré un suéter ni cosí un pequeño cojín para ella. Sin embargo, yo soy disculpada al instante, como el niño retardado que roba un chicle en la tienda de la esquina.

Escribo una nota para mí misma en la esquina de una caja de pañuelos desechables que está sobre mi mesa de noche. "MAMÁ—¡65!" Después le digo que iré a la iglesia el domingo con mi amiga Amie, quien es una agradable chica católica; porque, a pesar de que en realidad no iré, eso la hará más feliz que cualquier regalo que le envíe.

Al tiempo que colgamos, Georgia entra de puntillas a mi habitación, de regreso del jardín de niños, murmura que Gracie se metió en problemas por pintar las piernas de Morgan y me entrega una pequeña bolsa blanca.

—Fuimos a la *tiendaaa* y compramos tus *medicinaaas* —dice y, mientras tanto, acerca su rostro cada vez más al mío hasta que casi tengo que ponerme bizca en mi intento por contemplar esas almendras color castaño. Duermo a ratos durante todo el día y hasta la tarde. Claire está enferma y quizá sus dientes estén a punto de brotar. Llora pasada la medianoche. En circunstancias normales soy renuente a levantarla de su cuna porque creo que todo el movimiento le hará más difícil conciliar el sueño de nuevo; sin embargo, cuando sientes dolor y ves que alguien más sufre, no hay nada más satisfactorio que consolarlo por la noche. Yo la abrazo durante un largo rato, en la oscuridad, como hermanas perdidas en un bosque.

—Está bien, bebé, estoy aquí. Sé que te duele. Lo sé. Vas a estar bien. Volvamos a dormir. Está bien. Estoy aquí.

La acuesto y cubro su pequeño cuerpo con una manta blanca de algodón egipcio. Ella suspira. Un último estremecimiento. Un susurro. Silencio. Oh, Dios, mira. Logré que alguien se sintiera mejor.

Intento volver a dormir, pero estoy atrapada en un lugar entremedio: la gravedad atrae mi cuerpo hacia el colchón mientras mi subconsciente arrastra a mi mente de un pensamiento al siguiente. Imagino que estoy atada de costado a una banda transportadora, en mi postura acostumbrada para dormir. La banda avanza contra mi voluntad… primero una inyección, luego una bolsa con solución intravenosa, después el sonido del aparato de resonancia magnética, después brisas y una Corona, después el tibio cuerpo de Claire dormido junto a

mí, después una fría mesa de examen en la UCSF. Una tabla
de notas se apoya contra mi cuerpo y cientos de pequeñas etiquetas para pacientes están pegadas en mi rostro y en mis brazos. No hay palancas en la máquina, no hay manera de
controlar la velocidad, no hay un botón para detenerla. Cierro
los ojos y permito que la banda me lleve adonde quiera. Después sujeto la banda con las manos para detenerla, pero la
suelto, temerosa de que mi piel se abra y la sangre no vuelva a
coagularse más. Por fin, por fin, el segundo Vicodín hace
efecto y todo se vuelve negro.

La mañana es horrible, señalada por dolor de huesos, náuseas y dolor de cabeza. Lloro con Edward por el virus del Nilo
occidental, el cual ha llegado a Piedmont, la pequeña ciudad
donde nosotros vivimos. Mató a una ardilla la semana pasada y
todos hemos recibido folletos de advertencia sobre las aguas
estancadas y otros sitios atractivos para los mosquitos. Lloro
como una niña que no ha dormido su siesta, fatigada, débil y
con lástima por mí misma.

—¿Voy a terminar en la sala de emergencias a causa de una
picadura de mosquito? ¿Tengo más glóbulos blancos que una
ardilla?

—Ya estás a punto de terminar, Kel. Te falta sólo una más.
Cuando llegue la Navidad ya habrás terminado por completo
con la quimioterapia. Mientras tanto, déjame limpiar el cober-
tizo. Podemos deshacernos del agua que hay allí. Fumigaremos
afuera y puedo enviarle un mensaje por correo electrónico a
Suzie Eder en la UCSF. Te mantendremos a salvo, nena
—dice él, tan protector y amable como un padre.

18

Después de un año en tierras extranjeras, sólo ocho kilómetros me separaban de Wooded Lane. Ocho kilómetros: la mitad de un Twix y el último cigarrillo. Yo conducía con el sol a mis espaldas y estaba llena de anécdotas: el salto en paracaídas en el sur de Tailandia, el salto en *bungee* en Nueva Zelanda, las galletas con marihuana en Fiji y la carne de canguro en Australia. Un saludo tras otro, caminatas, sodomitas, nada, no te preocupes, camarada.

Toqué el claxon al llegar a la entrada para autos y mi mamá salió a recibirme. Nos dimos un abrazo rápido; después me colgué mi mochila verde y desgastada sobre el hombro por

última vez y la seguí al interior de la casa. Ella señaló que cele-
brarían una fiesta de Navidad al día siguiente por la noche, de
manera que, por favor, "por el amor de Dios", ¿podría esperar a
desempacar "esa cosa" hasta que "terminaran con eso"? Para
entonces, yo estaba enfadada. Ya lo estaba. Sin embargo, me
concentré de nuevo y dije:

—Está bien, Mamá, sentémonos. Actualicémonos. ¿Llamó
alguien? ¿Hay correspondencia para mí? ¿Está Papá en casa?
¿Vendrá GT esta noche? ¿Quién vendrá a la fiesta?

Mi mamá me describió su visión de la fiesta: un cantinero
en la sala, autoservicio en el salón y mis amigos no eran,
bueno, bienvenidos. Yo enfurecí de nuevo.

—Si tienes a un montón de amigos aquí —racionalizó
ella—, pasarás toda la noche con ellos. Necesito que me
ayudes a ofrecer pasabocas y a mantener limpio este lugar y…
—agregó con absoluta malicia— mis invitados se mueren por
escucharte hablar de tu viaje.

Eso sonaba divertido: ofrecer las pasabocas de salchicha
envuelta en pasta de hojaldre de mi mamá y contarle al señor
Hodges sobre los albergues en Fiji mientras él bebía su *whisky*
navideño.

Comencé a rebuscar en mi mochila algunas fotografías
para mostrarle.

—Éste es Mike —señalé a un desaliñado chico moreno
con anteojos oscuros. Él sostenía una cerveza con una mano y
a mí con la otra—. Es de las afueras de Londres. Estuvo con
nosotras durante un par de semanas en Australia y después se
suponía que nos encontraríamos en Nueva Zelanda. Me sorprende no haber recibido una carta de él aquí. Yo le di esta
dirección… —es probable que me hubiera escrito y que ella
hubiera perdido la carta en alguna parte, con todos los preparativos para la fiesta.

Casi me quedé sin aliento de tanto presumirle, como sólo puedes hacerlo con tus padres.

—Oh, y éste es el yate de buceo de treinta metros de eslora donde navegamos durante cinco días —empujé un par de fotografías a través de la mesa hacia ella—. Incluso, buceé de noche para ver los peces que sólo salen en la oscuridad —mi mamá no es aventurera y no era fácil que gastara un dólar. Es probable que el hecho de gastar buen dinero para nadar en agua fría y oscura con una linterna le pareciera la decisión idiota de un niño demasiado indulgente consigo mismo.

A continuación la fatigué con una brillante descripción de Cape Tribulation, en el Noreste; el Maine de Australia. Como Maine, es un sitio magnífico donde la gente afortunada acude a expresar su admiración y, por lo general, a escapar de la rutina de la gran ciudad. Le mostré una fotografía mía, hinchada por meses de salchichas y cerveza, con sólo un traje de baño y montada a pelo sobre un caballo en la playa, con el bosque lluvioso a mi izquierda y los arrecifes de coral a mi derecha.

A media anécdota de cuando, cierta noche, canté *sobre el escenario* con una banda musical en Cape Trib, le dije que esperara un momento mientras entraba al baño. Cuando regresé, encontré sobre la mesa una sombría fotografía instantánea de mi mamá parada junto a mi papá, quien estaba acostado en una cama de hospital; ambos estaban rodeados de flores. Parece que fue tomada en el último cumpleaños de mi papá; el cual festejó recuperándose de una cirugía, según me explicó después mi mamá.

—¿Qué tipo de cirugía? —pregunté, aún de pie y sin dejar de mirar la fotografía.

—Tu padre tuvo cáncer —respondió ella y la voz se le quebró.

Entonces, mientras yo trabajaba de nana en Sydney, preparaba emparedados de Vegemite y aprendía a conducir una camioneta en el lado contrario de la calle, mi papá era diagnosticado con la misma enfermedad que mató a su padre: cáncer de próstata. Mi mamá me contó sobre su altísimo conteo de antígeno prostático, de largas y confusas reuniones con cirujanos y oncólogos, del acuerdo de operarse en lugar de someterse a radiaciones, de atender los teléfonos y de ingresarlo en el hospital.

—Dejaré que tu papá te cuente la historia, pero todos sus hermanos, Dickie, Gene y Jimmy, lo tuvieron. Todos se operaron, cada uno de ellos, en abril.

—Espera, ¿qué? ¿En serio? ¿Todos tuvieron cáncer? ¿No fue eso lo que tuvo Pop? ¿Todos se operaron?

Sólo puedo imaginar la agitación que esto creó en las Iglesias católicas, en las floristerías y en los clubes de golf a lo largo de la autopista I-95. Dickie en Boston, George en Filadelfia, Gene en Greensboro y Jimmy en Winston-Salem. Mi mamá me dijo que los hermanos hablaban por teléfono con frecuencia y comparaban sus experiencias con todo, desde el hielo triturado y el pudín hasta las horas de visita y las enfermeras. Ninguno de ellos consideró siquiera la posibilidad de buscar una segunda opinión; ellos confiaban los unos en los otros.

Le extirparon la próstata a mi papá. Durante la operación, una pequeña navaja hirió por accidente su vejiga. Su recuperación fue larga y complicada. Algunas personas le dijeron que debía demandar, pero él siempre meneó la cabeza y dijo:

—No soy del tipo de persona que demanda.

Los problemas posteriores a su cirugía fueron serios: un catéter durante treinta días y fiebres recurrentes. Una tarde, me contó mi mamá con voz vacilante, mi papá se desmayó en el cuarto de lavado. Lloró cuando me dijo que llamó a una ambulancia. Dijo que nunca antes había sentido un miedo como ése. Mi papá era un paciente terrible cuyo optimismo era frustrante. Me dijo que, diez minutos antes de desmayarse con una fiebre superior a los cuarenta grados, la había llamado desde la calle para preguntarle si necesitaba algo del supermercado. Sus ojos estaban rojos e inflamados al contármelo. Dijo que no podía confiar en que él le dijera cómo se sentía, en que recogiera sus medicamentos a tiempo, en que bebiera suficiente agua, en que descansara. Después recuperó la compostura y lo resumió todo en una frase o dos. Todo había pasado ya y él estaba como nuevo.

El teléfono sonó. Por lo general ella permite que hasta la reina de Inglaterra deje su mensaje, pero ese día agradeció la interrupción. Ya había terminado con la charla sobre el cáncer.

—¿Hola? —respondió después de un suspiro reconstituyente.

Yo me senté ante la mesa con actitud estúpida y miré mis fotografías junto a la suya.

Llamé a GT esa noche.

—Entonces tengo que decirlo: me saca de quicio que a nadie se le ocurriera que yo debía saber que Papá tenía cáncer. Debieron decírmelo. Pudieron decírmelo…. no puedo creer que él se sometiera a una cirugía y que nadie me lo informara. Quiero decir, ¿qué tal si, Dios no lo quiera, hubiera muerto en el quirófano? Dios no lo quiera. ¿Cómo me lo hubieran explicado? ¿Quién decidió que yo no podría con ello, que soy tan pequeña y que no podía ser incluida? ¿Alguna vez seré considerada una adulta? ¿Voy a continuar bajo su protección

cuando cumpla cuarenta años? ¿Cincuenta? ¿Se tomaron decisiones? ¿Tuvo opciones? Tú sabes que algunas personas,
como el papá de Missy, deciden que no les extirpen la *prós-
trata.*

—Próstata, Kelly. Próstata. No hay *r* —dijo él.

—Sí, de acuerdo, prósTATA. Entonces, ¿puedes decirme
qué sucedió?

Sonaba como un experto. Me dijo que todos estuvieron de
acuerdo en que no tenía sentido avisarme y arruinar mi viaje.
Nadie quería que llegara a casa antes de la fecha programada o
que llamara todo el tiempo anegada en llanto; un agobio en un
momento agobiante de por sí. Estaba muy seguro de sí mismo
y empleaba los términos con suma fluidez, la racionalización
de cada decisión, los efectos secundarios y los riesgos constantes. Allí estaba yo en mi intento por ser más semejante a GT, el
aventurero y trotamundos GT, y él había crecido. Él se había
reunido con los médicos y había estado en la sala de espera. Se
había quedado con mi papá en su habitación de hospital y
había manejado las comunicaciones hacia el exterior con
aplomo. Había sido útil, un buen hijo, mientras yo importu-
naba a mi mamá para que renovara mi licencia de manejo por
mí, dado que yo había olvidado realizar el trámite ante el
Departamento de Vehículos de Motor antes de partir.

Más tarde leí todas las cartas que ellos me habían escrito.
Me escribieron que mi mamá había ganado en su torneo de
bridge y que Booker había comenzado a entrenar *lacrosse* en
Baltimore. GT tenía una banda. Intenté recordar nuestras llamadas transoceánicas. Recuerdo haberles contado que los
canguros corren alrededor de las canchas de golf, tan comunes
como los conejos, que vi *Godspell* en el Sydney Opera House y
que fui mesera en The Fishbone Grille en Nueva Zelanda.

Le pedí a mi papá que me explicara todo eso, pero él me respondió con su acostumbrado optimismo apabullante:

—¡Cariño, ya lo resolvimos!

—Bueno, ¿ahora ya estás bien? ¿Te has mejorado por completo? ¿Puede regresar?

—No, nada va a regresar, cariño. Ya no hay ningún sitio adonde pueda volver, ¿comprendes lo que quiero decir? —dijo entre risas y palmeó mi pierna—. No próstata, no cáncer, no preocupación, ¿de acuerdo, cariño?

—Greenie —dije yo y me sentí frágil—, lamento no haber estado aquí para ayudarte. O sólo para hacerte compañía.

—Oh, cariño, estuve en buenas manos. Tu madre es una fuerza… ¡Florence Nightingale! Ella lo tuvo todo bajo control.

—Nunca me dijo nada. Es increíble —exclamé.

Con el tiempo aprendí que los padres, por instinto, distraen a los hijos con charlas insignificantes o nuevos juguetes mientras las peleas, los llantos y los peligros de la vida giran sobre sus cabezas de manera misericordiosa. También aprendí que preservar el estado imperturbable de tus hijos es vital. Es lo que te dices a ti mismo por las noches, lo que por fin te permite conciliar el sueño. Al menos, te dices, los niños están bien.

El día posterior a la fiesta de Navidad, mi mamá instaló "La Tienda"; es decir, la disposición anual de los regalos innecesarios que había recibido a lo largo del año de los amigos que le agradecían haberlos llevado al aeropuerto o vigilar su casa mientras vacacionaban en Florida. Un plato allí, un juego de tazas para café allá. Algunos artículos aparecían en sus envolturas originales, como si nunca hubieran sido abiertos. Ella podía abrirlos con tanto cuidado que, después de supervisar su contenido, los envolvía de nuevo y colocaba la cinta adhesiva en el lugar preciso. Después, con lápiz, escribía en la parte inferior "estampado de cebra" o "sales para baño".

El inventario se incrementaba alrededor de su cumpleaños, evento que producía la misma frase cada año: "Por favor, sin regalos. Sólo unas cuantas palabras amables". Más artículos se acumulaban durante el verano, cuando los huéspedes pasaban por Wooded Lane con más frecuencia. Mi madre casi nunca fue huésped de nadie; la perspectiva de quedar en deuda con cualquier persona provocaba que su rostro se contrajera como si entrara a la cochera y encontrara abiertos los botes de basura. Es probable que también asumiera que los demás sentían lo mismo al respecto: recibir huéspedes era un asunto engorroso; similar a organizar la insufrible fiesta de Navidad.

Antes de que abriera La Tienda, podías escucharla en el acto de mover cosas y murmurar. La hacía feliz: era su línea de producto, su servicio bien programado, su pulcra solución a la monserga de los regalos de anfitriona. Cuando la puerta se abría, las camas gemelas estaban cubiertas por diez o tal vez quince pequeños obsequios que eran muy adecuados para una tía que no habíamos visto en mucho tiempo, para Marty, el cocinero de comida rápida en Joe's Place, adonde íbamos a comer huevos después de ir a la iglesia, o cualquier otra persona a quien hubiéramos olvidado en nuestras compras de regalos. Trozos de papel amarillo tamaño legal yacían debajo de cada artículo con el precio escrito con bolígrafo azul. Ella se preocupaba mucho por no cobrar impuestos y parecía enfatizarlo con un guión, como en $6-. Como es natural, llegaba el dinero porque, "¿qué tipo de personas seríamos si no pagáramos por los obsequios que damos?".

Un pañuelo de seda podía costar doce dólares, lo cual lo convertía en el artículo más costoso sobre la cama; mi mamá lo

sugirió como regalo para la madrina de GT, Peggy. GT lo compró con un manojo de billetes de un dólar. Bajo presión, GT
era bastante fácil de convencer, característica que mi mamá y
yo conocíamos, y había algo en él, incluso entonces, que te
daba la sensación de que podía pagarlo. Tal vez era porque
obtuvo altas calificaciones en los exámenes de admisión para
la universidad. También pudo ser por su peinado de hombre
de negocios. No podría decirlo con seguridad.

Después de que mi mamá le describió las características y
los beneficios del pañuelo, le aseguró a GT que podía obse-
quiárselo a Peggy con toda confianza. Con ello, mi mamá
implicaba que la persona que le había regalado el pañuelo no
se encontraba en la habitación. Esta garantía estaba incluida
en cada artículo y era esencial para el éxito de la empresa. Dar
obsequios antes regalados era un negocio arriesgado, aunque
nunca lo hubieras sabido si hubieras observado a mi mamá
asentir con orgullo mientras nosotros dábamos a nuestros tíos
y tías los regalos que ella no había querido conservar.

Ya no puedo pensar mal de ella dado que yo no sólo aprove-
ché su invaluable servicio en muchas ocasiones; incluso, la
semana pasada sonreí con gracia cuando le obsequié a mi
buena amiga Shannon unas costosas velas decorativas en una
elegante bolsa para regalo. Tanto las velas como la bolsa fueron
un regalo para mí de mi buen amigo Chad, quien me imagino
que también las recibió de manos de una tercera persona. "La
Tienda" ha trascendido en la historia familiar como un "fraude
ligero". Sin embargo, supe por la forma de sonreír de mi mamá
cuando GT le obsequió el pañuelo a Peggy que ella se sentía
cómoda y era hábil para reciclar objetos a su gusto y, más que
otra cosa, que ella tenía su propia definición sobre lo que era
"una mentira" y lo que "no era asunto tuyo".

19

⚹ *Miércoles, 24 de noviembre* ⚹

Mi mamá me llama esta noche y menciona que mi papá arrojó un poco de sangre en la orina la semana pasada, que se encontró a Dave Ellis en un partido de *lacrosse,* que Dave Ellis es una especie de urólogo en el hospital local, que Dave le dijo a mi papá que fuera a su consultorio, que él lo revisaría y entonces, dice mi mamá, exasperada, como si Dave Ellis fuera un bastardo que agitara todo este problema, resulta que es cáncer y bueno, ya sabes, él tuvo algo similar el año pasado y ellos no me lo mencionaron porque qué podía hacer yo y entonces empecé a llorar y el papá de Edward está en la cocina porque mañana es Día de Acción de Gracias y guisa para noso-

tros porque apenas acabo de recibir mi séptima dosis de quimio y él escucha todo esto y me prepara un trago y estoy a
punto de arrojar el maldito trago contra la pared de la sala, de
salir hecha una furia por la puerta frontal, de azotarla hasta
que se rompa en pedazos, de colocar el teléfono debajo de la
llanta del auto y de moverlo hacia adelante y hacia atrás, hacia
adelante y hacia atrás hasta aplastarlo, mientras grito y oprimo
el claxon y me orino en los pantalones y golpeo el volante hasta
que alguien traiga una jeringa larga y una camisa de fuerza y
me prometa cien veces que nada ni nadie va a quitarme a mi
padre.

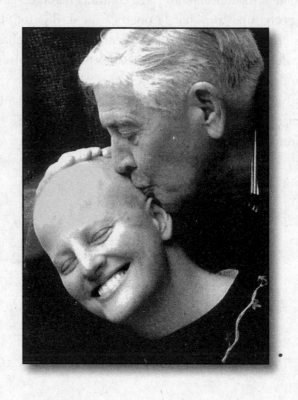

SEGUNDA PARTE

*Un padre siempre convierte a su bebita en
una pequeña mujer.
Y, cuando ella ya es una mujer,
él vuelve a convertirla en bebita.*

—Enid Bagnold

20

Nunca falté a una Navidad en Wooded Lane, de manera que fue comprensible que mis padres objetaran cuando yo anuncié que, soltera y de veintinueve años como era, pasaría las seis semanas desde el Día de Acción de Gracias hasta el Año Nuevo de excursión en Nepal.

—¿Nepal? —preguntó mi mamá como si yo fuera a viajar a Urano sin nada salvo el dinero de mi plan de ahorro para el retiro.

—Sí, *Nepal* —la imité—. Donde está el monte Everest.

—Bueno, espero que no vayas a escalarlo —respondió ella, como si un pasaporte vigente y un par de botas resistentes fueran los únicos requerimientos para conquistar el Everest.

Al día siguiente me llamó mi mamá.

—¿Sabes, Kelly? Estuve en casa de Betty Moran anoche y la mitad de la gente que estaba allí ni siquiera sabía dónde está Nepal.

—Está justo entre la India y China —respondí.

—Sí, lo sé. Lo busqué en mi atlas —me dijo. Tal parecía que viajar a Nepal estaba justo debajo de hacerme un tatuaje y de votar por Dukakis en la lista de "Las diez mejores maneras de cagarte en tus padres". Fui, de todas formas, a pesar de que me causó una sensación extraña el hecho de perderme la rutina: el plato de coctel de camarón que Booker y GT picotean antes incluso de sacarlo del refrigerador, la discusión sobre la hora adecuada para partir a Baltimore, las negociaciones de último minuto sobre regalar obsequios regalados. Fui porque un tipo llamado Bob Burch, quien había viajado casi a todas partes, me dijo que Nepal era el mejor lugar que jamás había visto. Fui porque aún era soltera y quise evitar otra ronda de días festivos sin pareja. Y fui porque una chica a quien conocía regresó de Nepal con siete kilos menos. (Aparentemente "sólo desaparecieron").

Nepal, de alrededor del mismo tamaño de Arkansas pero con diez veces más población, empezó para mí en Katmandú, con las bicicletas, los perros, las vasijas, los tejedores, los lugareños que venden alfombras, las especies, los budas de bronce y los pequeños radios de transistores para que puedas sintonizar una de las siete u ocho estaciones del país. Todo el mundo parecía vestir un suéter elaborado con los mismos cuatro estambres: café, gris, púrpura y magenta. El único color adicional en la paleta es el azafrán, que es el utilizado por los monjes.

Después de varios menesteres, como cambiar los cheques de viajero por rupias, tramitar un permiso para viajar a pie y

rentar un abrigo largo y una bolsa para dormir, abordé un autobús local hasta el inicio del sendero. Me sentí muy valiente. La
mujer sentada junto a mí sujetaba a un pollo de cabeza en cada
mano.

—*Namaste* —me saludó.

—*Namaste* —repetí.

Después de un par de horas, el autobús me dejó al lado del
camino y alguien me señaló un sendero en el cual apenas cabía
un carrito de golf. No había letrero alguno. Mientras el autobús se alejaba, me quedé parada allí a la espera de alguna especie de confirmación. Mientras sacaba mi mapa de la mochila,
dos chicos alemanes parlanchines y de piernas flacas bajaron
de un auto y pasaron junto a mí sin hacer una pausa.

—¿Bhulbule? —grité detrás de ellos el nombre de la primera villa que aparecía en el mapa.

—¡Yaa, yaa, Bhulbule! —respondió uno de ellos sin dete-
nerse. Creo que el otro encendía un cigarrillo de marihuana.
Casi saltaban.

Cuatro horas más tarde, cuatro horas de caminar a lo largo
de un sendero que con frecuencia se hacía más angosto y se
desvanecía hasta casi ser invisible, cuatro horas sin ver a otros
caminantes, cuatro horas de alternar entre el orgullo y el arre-
pentimiento, llegué a la cima de una colina y vi tres cabañas en
un claro. A mi derecha estaba un parche de tierra plana donde
un hombre encorvado caminaba junto a una mula, la cual
arrastraba una azada del tamaño de dos manos y en forma de V.
A mi izquierda había una mujer con sandalias y un sari con una
canasta de leña sobre su cabeza, tan grande como una otomana. Adelante había una pequeña casa con banderas de ora-
ción sujetas a postes en cada esquina y, al lado, alguien había
pintado ALBERGUE DE BHULBULE.

De manera que así será, pensé.

—*Namaste* —dije y saqué mis rupias para dárselas a una mujer adorable más o menos de mi edad, que después me condujo a una pequeña habitación.

Cuando ella se marchó, me recosté sobre una cama baja y contemplé la pared frente a mí, la cual estaba hecha de grandes rocas blanqueadas con cal y colocadas como ladrillos, y a mi mochila recargada contra ésta, la cual estaba confeccionada con aluminio, capas de esponja moldeada y tejido de nylon. Después de un rato saqué mi diario y una pluma y encontré un lugar soleado con una banca a la intemperie donde pudiera observar al hombre mientras labraba su tierra. Me pregunté cómo era posible que, mañana temprano, su contraparte estadounidense se montara en un tractor John Deere y, sin apoyar el pie en el suelo o siquiera sudar, arara un campo diez veces más grande mientras escucha en sus audífonos a Howard Stern hablar con Robin acerca de las nudistas lesbianas.

Otros caminantes también estaban afuera bajo los últimos rayos de sol. La mujer que estaba a cargo del albergue caminaba por todas partes con almohadas y bandejas de metal. Los niños jugaban con una flauta de madera y se arrastraban por el polvo. Yo miré las colinas de color marrón y, detrás de éstas, las montañas nevadas, y me pregunté si alguno de estos niños vería el océano alguna vez. ¿Podrían incluso imaginarlo? ¿Cómo sería para ellos un espectáculo nudista en Las Vegas o un centro de procesamiento de datos? Para el caso, ¿alguna vez sería capaz yo de describirles Nepal a mis padres? Tal vez eso es lo que sucede: vas a lugares y haces cosas que están más allá de la capacidad de tus padres de imaginar o de comprender y así es como comienzas a pensar en ellos como anticuados y limitados.

En el camino, sin importar tu hora de llegada, la cena se

servía a las siete. Resultaba difícil traer leña, de manera que la cocinera esperaba a que todo el mundo se resguardara para la noche para hervir agua y calentar el *dal bhat,* un guiso que consiste en vegetales y lentejas con salsa. Todos nos sentábamos alrededor de una mesa redonda sobre bancas, con las piernas hacia el centro. Debajo de la mesa, sepultada en la tierra, había una bandeja de metal con brasas encendidas. Tiras de sábanas sujetas al borde de la mesa mantenían el calor atrapado y a los visitantes cerca unos de otros. Después de la cena, alguien (a veces un *sherpa,* a veces un caminante) hacía circular una pequeña pipa y conversábamos sobre política, el ambiente o el consumismo con tazas de té servidas en tazas de metal abollado. La jarra, la vista y los acentos causaron tal efecto en mí que, después de unas cuantas semanas, yo estaba abierta a cualquier cosa.

Cerca de la mitad del sendero del Annapurna tomé asiento para desayunar junto a una animada mujer alemana llamada Sabine y su hijo de tres años, Peter. Mientras su hijo jugaba con su huevo cocido y ella lo reprendía en alemán, Sabine me explicó que éste era su tercer viaje a Nepal. Por lo regular, solía hospedarse en Katmandú, donde estudiaba budismo, pero en esta ocasión sólo disfrutaba enseñarle el Himalaya a su hijo.

—En realidad, no sé mucho acerca del budismo —admití y sonreí a Peter—. Sólo sé que existen cuatro verdades, ¿cierto?

La primera, dijo Sabine, es que el sufrimiento es inevitable para todos nosotros dado que, en última instancia, toda la felicidad que puedas sentir no te sostendrá ante la llegada certera de la vejez, la enfermedad o la muerte. Eso me pareció correcto, a pesar de que, a mis veintinueve años, yo no conocía la vejez, la enfermedad ni la muerte.

La segunda verdad es que el sufrimiento es causado por nuestro anhelo del placer y por evitar lo desagradable.

—Sí, ya veo —dije yo—. Entonces, ¿qué debes hacer? ¿No anhelar el placer o las cosas placenteras?

—Bueno, algo así. Ésa es la tercera verdad: el sufrimiento terminará cuando elimines tus deseos. En otras palabras, cuando rompas tus apegos.

Después de ocho años de vivir con un salario de United Way, le aseguré, mis apegos eran mínimos.

Sabine sonrió con condescendiente dulzura y dijo:

—No sólo los apegos materiales. Todos los apegos; apegos a ideas, a metas, a empleos, a personas.

—¿A personas?

—Sí, incluso a las personas.

Yo estaba orgullosa de mis apegos a las personas: mis padres, Tracy Tuttle, Booker y GT. Quiero decir, de acuerdo, no apegarse a las superficies de mármol o a la colección de otoño de Burberry. Pero, ¿a las personas? Yo digo que te apegues, te envuelvas y te entretejas con ellas. ¿Cuál es el sentido de la vida sin apegos? *Somos* nuestros apegos.

—No comprendo eso. Tomemos como ejemplo a mi papá. ¿Se supone que no debo sentir apego por mi papá?

—El apego echa a rodar la rueda del sufrimiento. No puedes esperar evitar el sufrimiento si te niegas a renunciar a tus apegos.

—Oh.

Entonces sufriré, pensé. *Entonces elijo el sufrimiento*.

Los católicos parecen implicar que el apego es seguro dado que todos nos reuniremos en el Cielo, aunque eso siempre me ha parecido demasiado bueno para ser verdad.

La cuarta verdad del Camino Óctuple fue más de lo que

podía meter en mi cabeza y el sol ya estaba alto. Ya estaba lista para caminar otra vez. Me agradó Sabine, su voz, sus profundos hoyuelos, su manera de hablarle a su hijo. Sin embargo, mentía si pensaba que no estaba apegada a ese hijo suyo, quien hacía brillar sus ojos cada vez que él se apoyaba en ella.

En el sendero, aquel día, el cual era un ascenso de unos mil escalones hechos con piedras clavadas en la ladera de la colina, aprendí a mantener la cabeza baja y a continuar con mi avance. Detenerme, levantar la vista y calcular cuánto me faltaba era contraproducente. Avanzaba despacio, pero me movía. En un recodo del camino vi a un *sherpa* y a su patrón muy por debajo de mí. En más o menos una hora llegaron casi a mis espaldas.

—Hola —saludó un inglés alegre. Era Paul, quien, según averigüé en la subida, era contador para la BBC de Londres. Él tenía más aliento que yo, de manera que él habló más. Había viajado por todas partes: a las cuevas de Turquía, a bucear al Mar Rojo, a contemplar las ballenas en Nueva Zelanda. Me dijo que se tomaba un par de meses al año de vacaciones porque, "¿con cuánta seriedad puedo tomarme a mí mismo? Soy sólo uno entre seis mil millones de individuos, ¿cierto?".

La población del mundo era un tema que yo conocía pero que nunca había tomado en consideración. Me esforcé por imaginarme seis mil millones de cualquier cosa: hojas, nueces, piedras. Si seis mil millones de granos de sal estuvieran extendidos sobre el piso de una cocina, ¿de qué tamaño sería ese piso? ¿Y cuán insignificante sería eliminar a uno de esos granos de sal? ¿Cuán poco realista serías si te obsesionaras con un simple grano?

21

❧ *Diciembre* 2004 ❧

$\mathcal{M}$i papá tiene cáncer. Otra vez. Ya ha sido confirmado por varios médicos de Main Line. Yo he consultado en Internet durante días, en un sitio de nombre extraño: Café Electrónico del Cáncer de Vejiga, donde paso momentos surrealistas inclinada cada vez más cerca de la pantalla de mi computadora y observo fotografías de tumores de vejiga que son tan bellos y desagradables como una medusa. En una página de estadísticas noto que alrededor de 40.000 hombres enferman de cáncer de vejiga cada año, cantidad que resulta ser similar al número de mujeres que mueren cada año a causa del cáncer de mama. Con frecuencia le resto importancia a los números en términos de magnitud, sin embargo, 40.000 siempre me impresiona. En ocasiones, me parece apabullante y en otras, como cuando el anfitrión de los premios Oscar saluda a "¡los mil millones de personas que hoy nos ven!" o los 95.000 niños huérfanos en un genocidio, las 40.000 mujeres muertas casi no parecen merecer todo el alboroto de la campaña rosa.

Sin embargo, hoy sólo estoy preocupada por una sola persona; un viejo que, la verdad sea dicha, ha vivido más años buenos que la mayoría. Porque quiero más de él. Porque soy ambiciosa.

El sitio del cáncer de vejiga me remite a los primeros días después de recibir mi diagnóstico. Mi madre conocía a la mujer que creó breastcancer.org, de manera que allí comencé. Veinte enlaces y cincuenta minutos más tarde llené un formato que calcularía mis posibilidades. Mi edad, el tamaño de mi tumor, el grado de mi cáncer. Así fue como me enteré de que, a los 36 años, tenía 38 por ciento de probabilidades de morir en cinco años.

No sé qué es lo que encontraré ahora al dar clic a "etapas del cáncer de vejiga" y a "tumores invasivos transitorios", pero tengo prisa por averiguarlo. Es como cuando conduzco el auto y estoy perdida, pero, en lugar de disminuir la velocidad, acelero inclinada sobre el volante, ignoro las señales de tránsito y giro de manera impulsiva. Entonces, en los encabezados leo lo siguiente: "Después de que el cáncer de vejiga invade las capas musculares de la pared de dicho órgano, puede extenderse a los huesos, el hígado y los pulmones". Suelto el ratón y me reclino en mi sillón. Entonces, ¿esto es lo que debemos saber: que es invasivo?

Llamo a casa pero responde la grabadora. El mensaje grabado de mi mamá es breve e informal seguido por diez segundos de aire muerto antes del zumbido.

—Hola, soy yo. Llámame, por favor —digo, como si yo fuera su madre y ellos me hubieran ignorado.

En un sitio británico encuentro una ilustración médica del área de la vejiga, la cual imprimo para estudiarla. Los riñones, como dos grandes hongos, están anidados justo debajo de las costillas más bajas. De los riñones cuelgan dos tubos (los uréteres), los mismos que parecen tener una longitud de alrededor de doce centímetros y que conducen a la vejiga, que es como un puño.

Continúo con mi exploración para encontrar los nombres de los expertos nacionales. Busco un héroe. Aquí hay uno: Mark Schoenberg. Él es el autor del libro sobre cáncer de vejiga, el que apareció cuando busqué en Amazon. Trabaja a noventa minutos de Wooded Lane, en el Hospital Johns Hopkins. Llamo a casa de nuevo y esta vez es Greenie quien responde.

—¡Sí, señor! —dice él.

—Hola, encontré a nuestro hombre. Está en el Hopkins. Su nombre es Mark Schoenberg. Tengo su teléfono principal aquí. ¿Tienes un bolígrafo? —digo antes de que mi papá pronuncie palabra alguna.

—Ya lo resolveremos, cariño. Nos encargaremos de eso —dice mi papá.

¿Por qué no hace lo que le pido? ¿Por qué no lo toma en serio?

—¿Tienes un bolígrafo? —pregunto.

—Déjame decirte lo que haré mañana: iré al consultorio de Ellis y hablaré con la chica de allí. Ella tiene que firmar un formato de seguro o algo así —me dice.

Justo en ese instante, en ese insufrible instante, lo odio. Es irritante y temerario, como la estrella del equipo de básquetbol colegial que no se presenta a los exámenes de admisión a la universidad porque, según sus apuestas, se convertirá en profesional.

—En un segundo hablamos de los formatos, Papá. Esto es lo principal... —hago una pausa. Tengo que lograr que él comprenda—. En mi opinión, no importa cuál sea el médico que te *agrada*. Todo lo que importa es cuál médico es el *mejor*, cuál médico ha atendido más casos, tiene acceso a las investigaciones más actualizadas y cuenta con los mejores aparatos, escáners y pruebas. —Parece que él me escucha. O tal vez mira los resultados diarios de los deportes en ESPN—. Este sujeto de Hopkins —le digo—, Schoenberg, es EL indicado. Él escribió el libro que te envié. Es probable que sea el número uno en el país, lo cual podría convertirlo en el número uno en el mundo, y está en tu patio trasero. —Creo que he captado su atención—. Ahora, tenemos que hacer que te revise. Y pronto —le digo y creo que de alguna manera podremos conseguirle una cita a Greenie—. Si suponemos que podemos entrar a Hopkins, el hospital necesitará tu reporte de biopsia.

—Oh, tengo que conseguir eso —responde él como si hubiera olvidado la mayonesa en el supermercado—. Se lo pediré a esa chica mañana. Ya sabes, le dejé un mensaje...

—Dile que necesitas tenerlo hoy mismo. No le aceptes excusas. Es tu información y necesitas ser tu propio abogado —le digo en los mismos términos utilizados por él conmigo—. Podrías pedirle que lo envíe directo a Schoenberg, pero, con *mis* imágenes, los llevaremos a la USCF para estar seguros.

—Nos encargaremos de ello.

—Entonces, ¿han hablado acerca de si es invasivo? —le pregunto en cuanto cambio al siguiente tema de mi agenda.

—Jammy… —escucho que mi papá le grita a mi mamá con su nombre de abuela.

—¿Qué? —responde mi mamá desde el piso superior con voz muy alta.

—Kelly quiere saber si es invasivo —dice mi papá y su voz suena a disculpa porque tal vez ella descansaba o se retocaba el esmalte de las uñas.

—No sé si es invasivo, Kelly. No creo que el doctor nos lo haya dicho —responde mi mamá.

En el pasado he sido acusada de tratar a mi mamá como tonta, como cuando le dice al mesero que quiere saLmón y no sólo pronuncia la *L* sino que la enfatiza, como si supiera algo que el resto de nosotros ignora. De manera que reprimo la necesidad de gritarle: "¿NO SABEN SI ES INVASIVO? ¡Ésa es LA pregunta!". No obstante, quiero hacerlo y, por tanto, esa misma noche, cuando Edward me pregunta cómo están mis padres, grito: "¡NI SIQUIERA SABEN SI ES INVASIVO!".

—Cariño —dice mi papá en un intento por finalizar la llamada—, estamos en buenas manos. Yo te lo aseguro —puedo escuchar que su patente fe se aproxima, lo cual es bueno, agradable y lindo para él, pero hay que mirar a todos los creyentes hambrientos y podridos en el camino de ida y vuelta a la iglesia—. Te llamaremos en un ratito. Vamos a la misa de mediodía. Te llamaremos. —Él siempre dice eso, que me llamará, incluso al final de las conversaciones largas cuando hemos agotado cualquier tema imaginable—. Cariño, permíteme que te llame después —dice, como si no pudiera deshacerse de mí en el teléfono.

Estoy en desacuerdo con todos y eso me hace sentir sola. Mi persona más especial se muere y nadie hace nada bien. Mi mamá, estoy casi segura, finge demencia. O tal vez ha decidido taparse los oídos y recitar el abecedario hasta que la gente deje de decir cosas feas que ella no quiere escuchar. Booker me hace enfurecer cuando renuncia de inmediato.

—¿Sabes, Kel? Si esto es todo, él ha tenido una buena vida —dice él mientras yo sollozo en el teléfono.

—¿De qué me hablas? —le digo con disgusto.

—Sólo digo que todos debemos partir en algún momento; además, él nunca mirará hacia atrás ni pensará que debimos hacer las cosas de manera distinta.

No, mierda, pienso yo. *Entonces, ¿eso significa que no debemos molestarnos en buscar una segunda opinión?*

—Sí, bueno, um, de acuerdo —le digo, como si ya no tuviéramos nada más de que hablar—. Debo irme. Debo llamar a GT.

—Kelly… —dice él en el tono que la gente emplea conmigo cuando piensa que exagero. La gente como Booker, GT y Edward.

—No, no te preocupes por nada. Te llamaré mañana cuando conozca más detalles.

En el primer minuto de mi llamada con GT queda claro que ambos asumimos que seremos el punto principal de contacto con los médicos.

—¿Por qué no llamo a Dave Ellis? —propone GT.

—Bueno, ¿sabes siquiera lo que debes preguntarle? ¿Has investigado en Internet? Yo sí lo he hecho y tengo una lista de preguntas aquí.

—No creo que debamos agobiar al doctor Ellis con un montón de preguntas. Déjame llamarlo —entonces GT juega la carta del *lacrosse*—. Ellis es un fanático del *lacrosse*. Él hablará conmigo.

—Ésta es una en-fer-me-dad fa-tal, GT. Lo que intentas no

es ingresar a un maldito club de golf —le digo con los dientes apretados. Después, en el nuevo silencio, yo juego mi carta—. Tú no conoces el vocabulario. Tú no conoces las preguntas: grado del tumor, etapa, implicación de ganglios.

—Espera, espera. No puedo recordarlo…, ¿a cuál escuela de medicina asististe? ¿Fue a Yale? ¿A Stanford?

—Muy gracioso —digo, como si pensara que nada es ni será gracioso.

—Oye, en cuanto a Schoenberg, resulta que Papá entrenó a un tipo que trabaja con él, Jerry Schnydman, en Inglaterra, creo que en 1954.

—¿En serio? —debí imaginar que este problema se resolvería tal como se han resuelto todos los problemas en mi familia: a través de relaciones, muchas de las cuales nacieron en una cancha de *lacrosse*—. ¿Le has llamado?

—Me dijo que llamaría a Schoenberg y me devolvería la llamada en quince minutos.

—Eso es maravilloso. Oh, Dios, GT. Gracias.

Acordamos hablar más tarde. De camino al baño me inclino sobre el espejo del pasillo y sacudo la cabeza al notar que mis últimas pestañas han desaparecido. Se me cayeron las cejas hace un mes. Toda mi cabeza, incluso mi cara, está plana y lisa como la de una salamandra.

La Navidad, ajena a nuestras circunstancias, llega de todas formas. Mis hermanos y yo celebramos en California mientras mis padres se encuentran en casa y reúnen fortaleza para la primera quimio de Greenie. Estoy enojada con mi mamá y luego me enojo conmigo misma por estar enojada con mi mamá. Greenie podía estar aquí pero ella está exhausta, temerosa y harta de viajar en avión a California.

Edward simpatiza con mi madre y yo no permito que eso me haga sentir avergonzada o molesta.

—Bueno, Kel, tengo que decirte que al menos tu mamá intenta cuidarse. Últimamente se ha hecho cargo de muchas personas. Ésta es la primera vez en cinco meses que ella se ha colocado en el primer lugar y, ¿sabes?, ni siquiera eso porque en realidad ha colocado a tu papá en primer lugar.

—¡Pero él quiere estar aquí! —respondo e intento decidir si mi batalla vale la pena o si sólo soy una niña malcriada que quiere un pony como regalo de Navidad, a pesar de ser lo bastante mayor como para comprender que no podemos pagarlo.

—Sí, lo sé, pero es probable que deba descansar —dice Edward, como si nunca hubiera visto una película de Hollywood y no supiera cuál es el final correcto.

Sé que en realidad mi papá no cree en el descanso, el cual es un factor probable en la decisión de mi mamá. Sé que la Navidad en California, con las nietas que saltan sobre él, le ruegan que las lleve al parque, que les lea otro libro o que las invite al cine no es una buena idea. *Lo sé*. Sin embargo, hablamos acerca de un hombre que jugó *hockey* sobre hielo con chicos de preparatoria cuando tenía setenta y dos años. Incluso, se compró un nuevo palo de *hockey* en Wayne Sporting Goods para la ocasión. Mi mamá llegó a casa de un juego de *bridge* y olió fibra de vidrio derretida; mi papá curvaba la cuchilla sobre la estufa antes de reunirse con los chicos en el estanque congelado, "sólo unos minutos, Mare, lo prometo".

Mi mamá no cede y yo prometo dejar de insistir.

—Gracias —dice ella—. ¿Sabes? Ni siquiera sabemos cuándo comenzará tu padre con la quimioterapia. Podríamos recibir una llamada de los médicos en cualquier momento.

—De acuerdo, Mamá. Sólo déjame decirte una cosa: ¿Qué tal si ésta es… —aún no puedo descubrir si ella sabe lo que sucede, pero, si no lo sabe, es probable que no me corresponda a mí decírselo—. No importa. Uno hace lo que tiene que hacer. Sé que estás cansada.

A la noche siguiente, Edward y yo debemos llevar a mis hermanos a la fiesta de coctel de mi amigo Chad. La nana les sirve *tortellini* a las niñas mientras el resto de nosotros nos apresuramos para estar listos. Booker viste de pana con un suéter de algodón dado que es alérgico a la lana. Se ata un par de botas las cuales solíamos llamar "pateadoras de mierda" porque, para las fiestas, él deja sus Nike en casa. GT viste algo llamativo y costoso, regalo de alguna ex novia golfa pero con clase. Yo visto una túnica moderna y clemente con pantalones negros y un alegre sombrero nuevo que me compré para esta fiesta. En circunstancias normales, mis hermanos se hubieran burlado de que luzco como Debbie Gibson, pero ahora afirman que les gusta mi "tapadera loca". No fluyen con facilidad los cumplidos entre nosotros.

Nos instalamos en la fiesta y me encanta que estén aquí y que volvamos a hacer lo que siempre hacemos: hablar muy fuerte, beber muy deprisa y aferrarnos unos a otros. Hago que Booker cuente alguna de sus mejores historias como profesor porque quiero que mis nuevos amigos sepan que él es el profesor especial a quien los estudiantes nunca olvidan. Quiero que sepan que Booker envía una carta escrita a mano en el transcurso del año a cada alumno de su clase para decirle que notó esa cosa buena que el alumno hizo y que ve un gran futuro para él. Levanto la mirada hacia GT, quien está ansioso y se prepara para contar alguno de sus relatos épicos. Cuando esté listo, el salón será suyo. Por el momento, le ofrece a una mujer otra copa de vino a pesar de que no sabe dónde se encuentra la cocina.

La gente entra por olas sin tocar la puerta. Todo el mundo está animado. Entonces, suena el timbre; yo me asomo por una esquina para saludar a quienquiera que llegue, y allí, en el quicio de la entrada, están mis padres —mi mamá con su suéter navideño de guirnaldas de lentejuelas de la era de oro de las hombreras y de Ronald Reagan, y Greenie con su corbata de Santa Claus de la UNICEF— y cantan "Joy to the World".

Mientras todo el mundo grita, salta y abraza, mi mamá ríe, se seca las lágrimas y señala hacia mí.

—¡TE ATRAPÉ! ¡TE ATRAPÉ! —me dice.

—¿Cuándo hicieron esto? —todo el mundo quiere saber.

—¡Mamá! ¡Mamá! ¡Oh, Dios! —repito una y otra vez.

Tal parece que, explica ella, Greenie anduvo desanimado durante varios días hasta que por fin, apenas ayer, ella le preguntó.

—¿Hay algo que yo pueda hacer para que esta Navidad sea feliz?

—Llévame a California.

—De acuerdo —dijo ella—. Llama a la aerolínea.

La fiesta continúa y, en un momento dado, mi mamá se acerca, coloca su brazo alrededor de mi cintura, me abraza y me dice en voz baja, sin mirarme:

—Hice esto por ti, Kelly.

Está emocionada.

—No puedo creerlo, Mamá. No puedo creer que vinieran. Te lo agradezco mucho —respondo. Luego meneo la cabeza y me acurruco contra ella. Quiero darle lo que ella quiera por esto, cualquier alabanza, aplauso o reconocimiento; cualquier cosa que despierte de nuevo su corazón de leona.

22

Si quieres sentirte bien o necesitas veinte dólares, habla con mi papá. Si quieres resolver un problema, lo mejor es que acudas a otra persona. Si estás en el único viaje de negocios importante que has tenido y tienes un ataque de pánico, busca sin parar hasta que encuentres a mi mamá.

Era el año 1999 y todo el mundo en San Francisco caminaba en círculos y pensaba que debía fundar la siguiente empresa Priceline, iVillage o Netscape. El valor de las acciones de cierta empresa llamada theglobe.com aumentó 900 por ciento en su primer día de operación bursátil y convirtió en millonarios instantáneos a todos los integrantes de la nómina,

a pesar de que justo allí, en la primera página de los documentos decía, tan llano como una alfombra de pared a pared, que:
"La empresa espera incurrir en ciertas pérdidas en el futuro
predecible". No obstante, ésa es la voz nasal de la percepción
retrospectiva.

En esa época yo tenía treinta años y corría en círculos
maniáticos con el resto de los chicos en la cacería del gran
huevo de Pascua, en busca de oro en el césped.

Mi gran idea era desarrollar una línea de programas computacionales educativos para ayudar a los estudiantes de inglés
de preparatoria a aprender literatura clásica y, con ello, lograr
que CliffsNotes pareciera tan anticuado como Wallabees o las
prendas de cuello amplio. La mayoría de las noches, antes de
dormir, imaginaba respetuosos perfiles en *BusinessWeek* o en
Wired con una metáfora sobre David y Goliat, algo como:
"Veinteañera derrota a Cliff". Pedí a GT y a mi mamá que invirtieran veinte mil dólares cada uno, a lo cual accedieron bajo la
condición de que encontrara un nombre mejor para la empresa
que Shamrock Studios, porque mi mamá dijo: "Los irlandeses
no son famosos por su instinto para los negocios; ellos son más
hábiles para las labores manuales, como la empresa de mudan-
zas Shamrock Movers". Así fue como nació Stratford Studios,
una referencia al pueblo natal de Shakespeare.

En el transcurso de un mes, un prominente despacho legal
con asistentes vestidas con trajes Ann Taylor incorporó a Stratford Studios en Delaware, porque Delaware ofrecía algunos
beneficios fiscales para las corporaciones de clasificación C. El
motivo por el cual me convertí en una corporación C en lugar
de algo más apropiado, como propietaria única, por ejemplo,
fue para poder emitir opciones de acciones para los empleados. El hecho de que no tuviera empleados no era importante;

estaba decidida a entrar al NASDAQ. Al menos, en términos legales.

Produje el primer CD-ROM con dos amigos, quienes firmaron una cantidad excesiva de documentos con ayuda de un vino tinto barato en el escritorio de madera terciada de mi apartamento: un contrato de confidencialidad para proteger nuestra labor ultrasecreta, la asignación de derechos de propiedad intelectual, etcétera. Brindamos por el trabajo arduo, por la creatividad y por mis dos inversionistas, uno de los cuales preguntaba una y otra vez cuándo estaría listo nuestro "CD-RON".

En seis meses logramos lanzar el producto, fui entrevistada durante una hora en un programa de la NPR llamado *TechNation* y Apple nos agregó a un paquete de programas computacionales que se incluía en las computadoras vendidas a las escuelas secundarias. Habíamos alcanzado un ingreso bruto de alrededor de tres mil dólares cuando las ventas comenzaron a decaer hasta uno o dos CD-ROM por semana. Ya se hacía evidente que lo mejor que podíamos esperar era utilizar nuestro CD-ROM para conseguir empleos reales; empleos con seguros médicos, tarjetas de identificación laminadas y pases de seguridad.

Entonces, en un esfuerzo de último minuto, llamé a la empresa Kaplan Test Prep en Nueva York. En una serie de cinco llamadas telefónicas a lo largo de tres días los convencí de que mi "empresa" era un socio viable para Kaplan, una compañía *Fortune 500* con millones de clientes satisfechos alrededor del mundo. Juntos podríamos lanzar una línea de programas de cómputo desechables (esto fue antes de que la Red soportara gráficos; entonces era sólo una enciclopedia desordenada de papeles blancos) que ayudara a los chicos a destacar en sus exámenes de inglés. Ya era el momento, aceptó Kaplan, de hablar en persona. Yo no podía creerlo, como acostumbraba, pero, ¿quién me dijo que yo no podía lograr algo? Yo estaba, de acuerdo con mi papá, lista para las Ligas Mayores. Yo era a la creatividad lo que Mary Lou Retton era a la gimnasia. Por tanto, fui a Nueva York con el único saco de vestir que tenía (café oscuro con cuello drapeado; fuerte pero femenino), una computadora portátil prestada y algunas tarjetas de presentación en blanco y negro que me hice en Kinko's.

Tomamos asiento en una sala de juntas en el piso veintiuno, conversamos y bebimos café mientras esperábamos a un sujeto importante llamado Mark, quien venía retrasado. Durante ese breve retraso, mi estado de ánimo cambió del nerviosismo predecible hasta la inquietud y la vergüenza. Mi estómago se contrajo. Sentí un estremecimiento repentino. Sentía la cabeza oprimida, como si trajera un sombrero que me quedara demasiado chico. Después tuve otra sensación desagradable, algo respiratorio.

—¿Puedo ofrecerte un café? —me preguntó el sujeto sentado frente a mí.

—No —ya me sentía saturada de cafeína o como si estuviera electrocutada.

—¿Un vaso con agua, tal vez?

Yo temblaba. Hubiera podido llamar a una ambulancia en la recepción o abordar un taxi y pedirle al conductor que me llevara al hospital más cercano.

—Nos encantó tu título de *Romeo y Julieta* —dijo alguien.

—Gracias —mi pulso galopaba. *¿Es un ataque cardiaco?*

La oficina de mi papá se encontraba a un par de cuadras de distancia; quizá debía disculparme y marcharme.

—La parte donde los chicos seleccionan a los actores de la

obra es una excelente manera de ayudarlos a pensar en el significado de estos personajes —dijo alguien.

—Sí, y los adolescentes adoran a las celebridades; de
manera que es una buena manera de involucrarlos con el
material —dije de pronto en piloto automático. Yo había soste-
nido esa conversación con distribuidores, distritos escolares y
revisores de programas computacionales durante seis meses—.
En las cartas que hemos recibido, los estudiantes están aún
más emocionados con el juego de diseño de escenarios.

Mi cabeza estaba muy tensa. Empeoraba a cada instante.
¿Sudaba?

—Hola, Kelly. Lamento hacerte esperar —dijo Mark.

—Oh, hola, Mark, es un gusto conocerte… Comprendo…
las juntas nunca terminan a tiempo —me concentré en Mark,
pero me preguntaba cuál sería mi aspecto. ¿Estaba ruborizada?
¿Le causaría una buena impresión?

—Mark, le decíamos a Kelly lo mucho que nos gustó su
CD-ROM de *Romeo y Julieta*… —dijo alguien.

La junta continuó. Hablamos acerca de un calendario de
desarrollo, de una estrategia de mercadotecnia y de un presupuesto estimado. Yo logré recuperarme lo suficiente. Después
de una hora nos pusimos de pie, nos dimos la mano y sonreímos. Ellos prometieron revisar el tema de manera interna. No
me importaba. Entré al elevador, salí a la recepción y luego al
aire fresco frente al edificio y me pregunté qué había sucedido.
¿Durante cuánto tiempo estuve así y cuándo me sucedería de
nuevo?

Tomé el Amtrak hacia mi casa en Wooded Lane y me senté
ante la mesa de la cocina, donde había jugado con mis hermanos, donde estuve castigada por beber en el baile de la secundaria, donde le leí las cartas de amor a mi mamá. Ella estaba

en el fregadero, justo donde siempre está, y vestía sus nuevos pantalones negros de trabajo. Pelaba cacahuates salados y miraba el patio trasero por la ventana. Tenía miedo de decirle que había sentido pánico, que había sudado, lo tensa que sentí la cabeza y lo superficial que había sido mi respiración. Estaba segura de que necesitaba un examen médico, una noche en el hospital y tal vez algún tipo de medicamento.

—Mamá, algo sucedió hoy. —Era un riesgo compartir esto con mi mamá. Ella no me había ofrecido consuelo alguno cuando fui rechazada por el director de admisiones de la Universidad de Virginia, por el director contratante de Camp Tockwogh o por un popular jugador de *lacrosse* de Washington & Lee llamado Jeff Mason. En cada caso, ella me había dicho algo como: "Por eso no debes establecer expectativas tan altas". Sin embargo, esto era distinto. Esto tenía síntomas físicos. A lo largo de nuestra infancia, ella vivió para consultar su enciclopedia médica y para diagnosticar nuestros juanetes, quistes, costras y bronquitis. La enfermedad era su especialidad.

—Sí —respondió ella al abrir un cacahuate.

—Mamá, tengo algo malo y no sé qué es o cómo hacerlo desaparecer. Hay algo muy malo con mi cabeza, mis pensamientos o, no lo sé, pero es… insoportable.

Ella me miró con una cáscara de cacahuate en la mano y parecía casi ofendida, como si dijera: "Deja de hablar así en este instante; no hay nada de malo en *mi hija*. La cabeza de *mi hija* está bien".

—Quiero decir que me sentí como una loca hoy. Sentí como si fuera a salir a la calle a correr y a gritar. Me sentí fuera de control por completo, como si me diera un maldito ataque y, si sucede otra vez, quiero decir, no puede sucederme otra vez,

Mamá. No puedo soportarlo. Fue insoportable. Quiero decir que algo está mal, Mamá, con mi cabeza, y no puedo soportarlo y, si sucede otra vez, vas a tener que llevarme al hospital porque van a tener que internarme porque es demasiado... es insoportable. Prefiero encerrarme allá arriba en mi habitación...

Ahora parecía asustada y arrojó las cáscaras de cacahuate en el fregadero.

—Bueno, Kelly, iremos a ver a alguien. Llamaremos a la compañía de seguros de tu padre y buscaremos algunos médicos locales para verlos mañana. George —gritó hacia el piso superior—. George, ¿dónde está tu billetera?

Por lo general mi mamá no confiaba en los médicos, y no sólo en los "intimidantes". Sin embargo, comprendía que lo único que los hijos necesitan creer es que sus padres saben lo que deben hacer, de manera que ella se aclaró la garganta y asumió un tono de competencia absoluta. Con la tarjeta del seguro de mi papá sobre la mesa, frente a ella, llamó a un operador de asistencia al usuario y le pidió información sobre psiquiatras, un tipo de profesión médica que ella evitaba en particular. Mi mamá describió mis circunstancias en términos amplios: "Ha dirigido una pequeña empresa ella sola y tiene muchas responsabilidades. Apenas voló al otro lado del país para reunirse con unos ejecutivos en Nueva York". Tomaba notas y decía cosas como: "Y si el doctor Marquis no tiene disponibilidad para mañana, ¿a quién más podemos llamar? Necesitamos una cita para mañana temprano". Escucharla hablar (su tono, su decisión de decir "nosotros" en lugar de "ella") era hipnótico. Me sentí tan aliviada que casi me desmayo allí mismo sobre la mesa.

Pasé las siguientes dos semanas al lado de mi mamá. Ella me llevó a ver a dos diferentes especialistas en ansiedad.

Mientras yo me sentaba en sofás para describir mis síntomas a los profesionales, mi mamá me esperaba afuera en el auto, a veces durante una hora. Cuando dije que sentía temor a viajar en avión, ella llamó a la aerolínea y pospuso mi viaje de regreso a California. Cuando dije que estaba ansiosa por mi estado de cuenta de Visa, ella elaboró un cheque por $3.612,32, sin fanfarrias ni discusiones relacionadas con algún reembolso. Cuando dije que estaba lista para volver a San Francisco, ella encontró a tres terapeutas especializados en pánico cerca de mi oficina. En el aeropuerto, ella me trajo un libro, dos revistas y un paquete de gomas de mascar. Y entonces, como si no me hubiera manifestado su devoción lo suficiente, lloró cuando nos abrazamos para despedirnos.

—Si me necesitas, me llamas. Estaré en tu apartamento en seis horas, ¿de acuerdo?

—Sí —la abracé. Ambas sonreímos, nos hicimos gestos afirmativos con la cabeza y nos abrazamos de nuevo—. Gracias, Má.

Después de secarnos los ojos, cada una volvió a su vida.

No regresé al Este después de aquello durante un tiempo. El negocio con Kaplan nunca se materializó y, aunque estaba libre de deudas, recibía muy pocos ingresos. Además, a pesar de que progresaba en la terapia, aún me inquietaba la perspectiva de viajar en avión y me sentía un tanto supersticiosa con Nueva York en particular, por haber sido el escenario de mi primer ataque de pánico. Sin embargo, mi papá se jubilaba, después de casi cincuenta años de vender espacios publicitarios, y lo que había comenzado como una agradable fiesta de oficina se había convertido en un evento al cual no podía faltar. GT me llamó para decirme que la celebración se había cambiado de una gran sala de conferencias al comedor formal que reservaban para primeras damas y princesas. Todos los Corrigan asistirían y, dijo GT, si yo podía ir, lo haríamos como sorpresa y, ¿no sería genial? Yo había estado en la oficina de Nueva York de Greenie en muchas ocasiones, me dije. Era un lugar seguro. Revisé en mi mente nuestra rutina acostumbrada.

Dormiría en Wooded Lane. Cerca del cuarto para las seis de la mañana, la alarma sonaría y Greenie aparecería en la entrada de mi habitación con su pijama azul a rayas.

—Hola, mundo —exclamaría con una sonrisa.

—Sí, ya estoy despierta —diría yo y me apoyaría sobre un codo.

—No olvides apagar la colcha eléctrica.

—Sí.

Mi papá abreviaría las cosas: no habría tiempo para desayunar, sólo café. Yo conduciría hasta la estación de trenes con el cabello mojado y me aplicaría rímel en los semáforos en alto.

—Cariño, ¿es Great Lash? —preguntaría mi papá para saber si sus clientes en Maybelline se ocupan de mi generación.

—Papá, Great Lash es para estudiantes de octavo grado. Éste es L'Oreal.

—Los francesitos, ¿eh? Son buenos tipos, la banda de L'Oreal.

Tan pronto como estacionáramos el auto en la estación del North Philly Amtrak, un sitio en ruinas donde el automóvil de mi papá ha sido víctima del vandalismo en varias ocasiones, él diría:

—Corre allá y diles que detengan el tren para Greenie —porque, ¿quién no detendría un tren para Greenie?

Una vez a bordo del tren encontraríamos al menos a cinco personas a quienes saludar.

—Ruth, ella es mi hija, Kelly —diría mi papá. Ruth debe ser una mujer muy seria para no haberse hecho acreedora a un apodo por parte de mi papá, ni siquiera Ruthie.

—Buenos días, Kelly. He escuchado hablar mucho acerca de ti.

Después avanzaríamos por el pasillo y charlaríamos con Ted ("Ted-O"), Jimmy ("Jimbo") y un sujeto a quien mi papá sólo llama Elvis por razones que nunca me quedaron claras. Cada uno de ellos reforzaría la declaración de Ruth de que yo era objeto de muchas conversaciones.

—Bueno, eres tan hermosa como tu papá ha dicho que eres.

—¡Claro, tú eres la chica de California!

—¡Ah! ¡Kelly! ¡La trotamundos! ¡Sé todo acerca de tus aventuras "por allá"!

En la oficina sería un poco más de lo mismo. Comenzaríamos por Mick ("El irlandés"), el encargado de seguridad del edificio quien adora contarme la ocasión cuando mi papá olvidó su paraguas y tomó prestado el desgastado impermeable de Mick para acudir a una importante cita de negocios. Después subiríamos al segundo piso, a la oficina del editor, donde mi papá charlaría con Lorraine, la secretaria con el mejor espacio de trabajo del edificio.

—¡Lorraine! Lorraine, ésta es mi hija, Kelly Corrigan —diría mi papá—. Aquí, Lorraine es quien dirige el negocio. Dicen por allí que el gran jefe la llama una vez al día desde un campo de golf en las Bermudas, ¿verdad, Lorraine? —todos reiríamos, más por su manera de expresarse que por el contenido de su discurso.

A continuación, Alan Waxenberg nos llamaría a su imponente oficina.

—George Corrigan, trae aquí a esa chica. ¡Quiero averiguar si sabe dónde estuviste la semana pasada!

—¡Oh, vamos, Waxie! —incluso los reyes tienen apodos—. Tú sabes que trabajo mucho mejor en las canchas de tenis.

Sería como todos los días, todo el tiempo. Su persona favorita en el trabajo era un tipo a quien él llamaba "doctor Wacko", un tipo flacucho con voz cavernosa cuyo nombre real nunca puedo recordar. Él era quince años más joven y judío, y todas las bromas que intercambiaban entre ellos se relacionaban con esos temas.

—Tu padre es como mi estudiante de intercambio: le ayudo a superar su psicosis católica —diría el doctor Wacko.

A mi papá le encantaba eso.

—Cariño, Wacko y yo vamos a llevar la paz al Medio Oriente —diría mi papá sin estar muy enterado de quiénes son los participantes claves en el conflicto de dicha zona.

—Bueno, tu padre es tan viejo que es probable que no pueda representar a su delegación durante mucho tiempo más; pero, ¿sabes?, cuando te reúnas con John Abbott y Henry Adams…

—Ésa es su mejor arma, cariño. Sólo la aporrea como si fuera un tambor. Es su única forma de atacarme —diría mi papá.

Aferrada a mi familiaridad con su oficina y con sus compañeros de trabajo, reservé un boleto. Sabía que todos estarían allí: Waxie, el doctor Wacko, Lorraine, El irlandés; además, estaba segura de que, en cuanto viera a mi papá, me sentiría libre.

Escuché a Liz Phair y a Ani DiFranco mientras cruzaba el país por aire y asimilé sus letras valientes y desafiantes. Más o menos a la mitad del vuelo, me dormí. Cuando desperté, me felicité. Dado que la somnolencia es el opuesto exacto del pánico, el hecho de dormir en un vuelo a Nueva York era una victoria.

Llegué temprano, de manera que caminé alrededor de Central Park y practiqué mi brindis hasta que sentí demasiado frío y entonces entré a sentarme en el oscuro cubículo de alguien a la espera de alguna señal de GT.

Caminaba por el pasillo, con una bufanda de seda de Banana Republic que yo pensaba que me hacía lucir profesional, y pude escuchar las resonantes voces de mis tías, tíos y primos y resplandecí de orgullo tribal. Yo era una Corrigan. Cuando giré en una esquina, Greenie pronunció mi nombre tan alto que toda la sala comenzó a reír, a aplaudir y a llorar mientras él y yo nos abrazábamos, nos balanceábamos de adelante hacia atrás, nos sonreíamos uno al otro y mi papá gritaba mi nombre una y otra vez: "¡Cariñ-O! ¡Cariñ-O!".

Hasta que me convertí en madre, ese momento ha sido cuando más irremplazable me he sentido. "Vencí la noche". Pero entonces lo vi saludar a Rocky Shepard, a Chris Burch y a Betty Moran y comprendí que hacer que la gente se sienta irremplazable es el don de mi papá.

Después de una hora o algo así comenzaron los brindis. Booker reescribió las palabras de un poema que mi papá recitaba con frecuencia después de un par de cervezas: "La cremación de San McGee". GT habló acerca de lo que se necesita para ser un buen vendedor en Estados Unidos (las relaciones personales) y de que nada se le daba con mayor naturalidad al Gran George que las relaciones. Yo hablé al final y anuncié que

Greenie había tenido un segundo empleo durante todos esos años en una pequeña organización que había fundado en Villanova, es decir, nuestra familia, y que, a pesar de que apreciábamos sus esfuerzos gentiles con el paso de los años y de haber reducido sus horas de manera considerable, el retiro no era una opción. Después, el tío Gene tomó la palabra e hizo llorar al público con una vieja historia acerca del primer empleo de Greenie.

—Nuestra madre, Cleta, Dios la tenga en su gloria, medía un metro con cincuenta y ocho centímetros y era fiera, una Napoleón femenina. Su regla era: si puedes caminar, puedes trabajar. Por tanto, el primer día de vacaciones de verano no era excusa para sentarte sobre tu trasero —Peggy, Mary, Dickie y Jimmy asintieron para mostrarse de acuerdo—. Entonces, cierto verano, George y yo revisamos los anuncios de ofertas de empleo y encontramos un lugar cercano que solicitaba carpinteros experimentados.

Tan pronto como Gene dijo "carpinteros", mi papá dejó escapar un sonoro "¡JA!". Gene señaló a Greenie como si le dijera *Sí, te atrapé* y luego continuó. Era un experto para manejar la expectativa de su audiencia.

—Nos colocamos sendos cinturones viejos de carpintero e insertamos algunas herramientas aquí y allá. Llegó el lunes por la mañana y nos presentamos en el sitio donde se ofrecía el empleo. El encargado nos lanzó una mirada y nos dijo: "*¿Ustedes son carpinteros?*". Por lo visto, los cinturones con herramientas no eran lo bastante convincentes. "Sí", respondimos y nos miramos uno al otro. "Hmm, bueno, tú (el encargado me señaló con la cabeza) sube a la recámara principal, hasta arriba de las escaleras, y prepárate para sacar las tablas viejas. Y tú (el encargado señaló a George) sube a la plataforma del frente y

arroja las tablas al jardín". Muy sencillo, ¿no? —dijo el tío
Gene a la multitud y provocó que Greenie se doblara en dos a
causa de la risa y se anticipara al clímax de la anécdota. Gene
continuó—: Entonces, le dije: "¡Enseguida, jefe!" y me acomodé el cinturón con suficiencia. Subí a la recámara principal,
tomé una tabla, la llevé hacia la ventana y… George no estaba.
Esperé. Nada de George. Entonces, bajé la tabla (el tío hace
una pantomima de esto), me asomé a la ventana y, al hacerlo,
escuché este gemido (Gene gimió de manera enfática para su
audiencia cautiva) y allí, sobre el jardín, ¡estaba tirado mi hermano George! —el tío Gene gime un poco más mientras el
público ríe—. Se había caído de la plataforma antes de sacar
una sola tabla.

Todo el mundo lo vitoreó. Las damas se enjugaban las lágrimas. La gente no podía beber sus tragos. Mi papá se colocó la
mano sobre el pecho y rió tanto que pensé que sus dientes fal-
sos saldrían disparados. Los meseros dejaron de ofrecer pasabocas y sólo se unieron a la fiesta. GT y yo estábamos tomados
del brazo junto a Booker y su esposa, Jen, quienes estaban
igual. Mi mamá se encontraba junto a la tía Peggy, quien apoyaba la mano en el brazo de mi mamá como si no pudiera
soportarlo, como si le costara trabajo recordar el verano
cuando sus hermanos fueron carpinteros.

Entonces, gritó mi tía Mary:

—¡Esperen, aún hay más! ¡Cuéntales del tipo que llegó a la
casa!

Ahora mi papá se sujetaba la entrepierna como un niño de
tres años que estuviera a punto de orinarse allí mismo. Mi
mamá exhalaba, suspiraba y se esforzaba por respirar.

Gene tomó la palabra de nuevo.

—Entonces, al día siguiente, George reposaba en casa con

un yeso fresco y blanco en la pierna y la mantenía elevada, y llegó un tipo hasta nuestra puerta con una tabla para tomar notas.

La risa de Greenie ya no tenía sonido. Había olvidado ese último detalle. Podías ver cómo recordaba el suceso, como si fuera a girarse para ver correr hacia él al perro de su infancia a través de un parque. Peggy azotó su pierna un par de veces al anticiparse a lo que seguía, se palmeó el muslo y sacudió la cabeza.

—¡Era de compensaciones para trabajadores!

—¡Oh, Dios! —exclamó mi papá. Entonces, Gene finalizó el relato:

—El tipo tomó asiento frente a George, con el bolígrafo listo, y comenzó a llenar el formulario: "¿A qué hora comenzó a trabajar?". "A las ocho de la mañana". "De acuerdo, ¿a qué hora ocurrió el accidente?". "A las ocho con seis minutos".

—George —dijo Gene, casi incapaz de hablar— invirtió el resto del verano en cobrar la compensación de trabajador y en ser atendido por una chica que aspiraba a ser enfermera o a casarse o a ambas cosas. Volvió loca a Cleta.

La noche finalizó con algunos versos entusiastas de la canción de batalla de nuestra familia:

> *C-O doble R-I-G-A-N forman Corrigan*
> *Orgulloso de toda la sangre irlandesa que hay en mí,*
> *Nunca un hombre dirá una palabra en mi contra,*
> *C-O doble R-I-G-A-N, ¡ya verás!*
> *Es un apellido nunca asociado con la vergüenza*
> *CORRIGAN, ¡ése soy yo!*

Greenie remató la canción con su movimiento característico: el salto con choque de talones de duende, el cual fascinó a la audiencia a pesar de que algunos de nosotros imaginamos una cadera fracturada.

A la mañana siguiente tenía que levantarme y marcharme temprano. Me detuve a despedirme rápido de mis padres y allí, en el maletín del Club de Críquet Merion de Greenie, en el suelo del ropero de su cuarto de hotel, estaban los pantalones de mi papá con una gran mancha cerca del cierre, donde había perdido el control sobre su vejiga. Sus calzoncillos se secaban en el pomo de la puerta. No sé cuándo sucedió, cómo lo ocultó o lo que significaba, salvo que él envejecía, que su cuerpo comenzaba a funcionar mal y que no pasaría mucho tiempo antes de que su mortalidad comenzara a ser evidente. En lugar de seguir esa línea de pensamiento, opté por revivir el final de la noche, cuando todo el salón (sus amigos vendedores, el doctor Wacko, Waxie, las señoras del trabajo que le guardaban galletas a Greenie después de probar algunas recetas nuevas) cantó junto con Peggy, Mary, Greenie y sus hermanos. Para mí, eso era una familia: cariñosa, expresiva y con miles de apegos.

23

*T*odo el mundo supone que mis genes son los culpables de mi cáncer. Por tanto, Edward y yo hacemos una cita con Gina, la asesora genética de la UCSF, para averiguarlo.

Antes de poder salir de la casa recibimos montones de llamadas telefónicas acerca de la salud de mi papá. Mis padres se aferran a un comentario hecho por el médico después de descubrir que mi papá tomaba Coumadin, un adelgazador de sangre. El médico se preguntaba si el Coumadin estaba relacionado con la sangre en la orina de mi papá.

—Creo que es ese maldito adelgazador de sangre, Kelly —dice mi mamá, como si no le hubieran extraído a mi papá una porción de tejido de la vejiga y como si no la hubieran analizado—. Creo que podría dejar de tomarlo durante un tiempo y ver qué sucede.

—Mamá, no puede dejar de tomarse el Coumadin. ¿Qué tal si comienza a formar coágulos en su corazón o en su cerebro? Eso podría matarlo.

—Pero ya sabes que a los médicos les encanta recetar medicamentos —dice ella.

—Tanto si el Coumadin es la causa de la sangre en su orina como si no lo es, ya le hicieron una biopsia y la biopsia reveló tumores en toda su vejiga. Dejar de tomar el Coumadin no hará que desaparezcan esos tumores, ¿verdad? Hablen con Schoenberg al respecto. Se reunirán con él el miércoles, ¿cierto?

—Sí, el miércoles, por fin —responde ella, molesta por todo el tiempo que le ha tomado conseguir una cita en Hopkins.

—De acuerdo, bueno, él es el jefe. Cualquier cosa que él ordene, la cumpliremos. Mientras tanto, asegúrate de que Papá se tome el Coumadin.

—Sí, Kelly —responde ella y suena fastidiada con mi actitud autoritaria.

Justo cuando abordamos el auto para ir a la UCSF, GT me llama a mi teléfono celular.

—Tienes que tranquilizarte con Mamá. No puedes hablarle de coágulos de sangre y de aneurismas. Va a darle un ataque nervioso. Tendrás que ser más suave con ella.

—Te entiendo, GT, pero no pueden hacerle caso a cada médico que se encuentren. Papá no puede decir: "Algo sucede con mi vejiga y voy a dejar de tomar el Coumadin durante un tiempo". ¿De acuerdo? —suplico—. Lo que intentamos atender aquí no es sangre en la orina; es cáncer.

GT reconoce mi lógica; el problema fue, como siempre, mi manera de expresarla.

—Es demasiado intenso. Tú eres demasiado intensa.

¿La situación no merecía intensidad? Mis padres, quienes experimentaban con las recetas, hacían conexiones erróneas y no tomaban notas durante las citas, estaban a cargo de *la vida* de mi padre.

—Comencemos por tus padres —dice Gina—. ¿Viven?

—Sí.

—¿Algún diagnóstico de cáncer?

—Sí. Mi papá tiene cáncer de vejiga ahora mismo.

El rostro de Gina se ensombrece. La pena en su expresión hace que se me cierre la garganta, de manera que Edward toma la iniciativa y pregunta si existe alguna relación entre el cáncer de mama y el cáncer de vejiga o, para el caso, el cáncer de próstata. Gina se lanza a dar una explicación imprecisa que, como gran parte de lo que escuchamos de los médicos, es sólo una manera sofisticada de decir *en realidad no lo sabemos*.

—Entonces, Kelly, ¿en qué año se enteraron de que tu papá tenía cáncer de próstata? —pregunta Gina.

—En 1992.

—Bien, ¿y qué puedes decirme acerca de tus tíos y tías?

El lado de los Corrigan es masivo; el papel no es lo bastante grande para contener todos los círculos y recuadros. Está mi tía Mary con su cáncer de piel, después mis tíos y todos sus cánceres de próstata y luego indiferentes y frías X sobre mis abuelos. El lado de mi mamá es más pequeño, con sólo un caso sobresaliente. Su enorme y reprimido dolor: Tommy.

El hermano de mi mamá murió de manera lenta y dolorosa

de cáncer de cerebro cuando tenía cuarenta y tres años. Después de la cirugía y de un régimen de quimioterapia que casi lo aniquila, fue inútil. El médico explicó que, dada la situación, sería un "día por día", lo cual significaba que un día de tratamiento torturante le proporcionaba un día más de vida sin intravenosa. Así fue como mi abuela Libby sepultó a su único hijo varón. A mi mamá le preocupaba que Libby, quien vivió sus mejores momentos en la banca de una iglesia, perdiera su religión.

—La Iglesia católica lo era todo para mi madre. Me preocupaba que la muerte de Tommy la destruyera. Sin embargo, de alguna manera, su fe sobrevivió. Se hizo aún más fuerte —dijo mi mamá antes de hacer una pausa y fijar la mirada en algo por la ventana—. Libby estaba ansiosa por exhalar su último aliento. Estaba convencida por completo de que un coro de ángeles la elevaría al reino de los cielos y la llevaría directo con Tommy.

Cuando le pregunté a Mamá si la muerte de Tommy había sido difícil para ella, respondió:

—Oh, no lo sé —como si nunca antes le hubieran hecho esa pregunta y, en realidad, ¿qué derecho tenía ella de considerar su propio dolor?—. Supongo que imaginé que Dios había resuelto las cosas lo mejor que pudo. —Después hizo una pausa y casi la interrumpía con otra pregunta cuando ella dijo—: Tiempo después, cuando jugaba *bridge* o tenis, sentía como si algo me cayera encima y entonces sólo pensaba: "Oh, Tommy". —Yo asentí. Pude imaginar que algo así podía golpearte de tiempo en tiempo cuando no estuvieras alerta—. Ahora —agregó ella, recompuesta una vez más—, me complace que sus hijos estén tan bien. Quiero decir, mira al Pequeño Tommy…

Todos admiramos al Pequeño Tommy, quien es tan cálido, afectuoso y genuino como lo fue su padre. El Pequeño Tommy vive en la misma calle de mis padres; su supervivencia emocional y su felicidad palpable hacen más fácil la muerte de su padre para nosotros.

Gina continúa.

—Entonces, tus tías y tíos. ¿Algún otro cáncer o enfermedad? —Edward me mira con expectación.

—Um, no estoy cien por ciento segura —si se tratara de su familia, Edward lo sabría; su mente es un archivo con miles de cajones—. No lo creo —agrego.

Edward anota algunas preguntas para mi mamá y mi papá. Gina hace una señal con la cabeza hacia Edward, como si yo fuera la distraída mesera en su almuerzo de MENSA y a ella le agradara que *él* esté aquí.

—Podemos enviarte las respuestas más tarde —dice él.

—De acuerdo, bien, debido a lo que vemos aquí del lado de tu papá, eres una buena candidata para la prueba —proclama Gina. Noto sobre su escritorio una fotografía enmarcada de 12,5 por 17,5 centímetros de ella al momento de correr un maratón—. El siguiente paso es enviar mi recomendación a la compañía de seguros. La prueba cuesta tres mil dólares; por tanto, necesitas una autorización especial. Desde luego, puedes elegir no hacértela dado que, en muchos casos, los resultados provocan depresión. Sin embargo, por lo general la gente quiere saber dado que los genes indican un riesgo significativo de recurrencia.

Le pido que cuantifique "significativo".

—Bueno, tu oncólogo puede discutir ese tema contigo en

detalle, pero los cáculos se encuentran entre setenta y ochenta por ciento.

Yo absorbo el golpe mientras Edward continúa.

—¿Eso significa que, si Kelly tiene el gen, tiene ochenta por ciento de probabilidades de recurrencia?

La deportiva Gina explica que sí, que eso es lo que significa; razón por la cual agrega, con su irritante salud:

—Muchas portadoras del gen deciden extirparse los ovarios, las trompas de Falopio y ambos senos.

Pero yo necesito esos órganos, Gina. ¿No lo entiendes? Soy una Corrigan, por el amor de Dios. Yo nací para engendrar.

Asumimos que obtendré la autorización, pero estamos dispuestos a pagar si no es así, porque no quiero regresar aquí. Me sacan sangre y llenan tres recipientes con ella. Un técnico indiferente pega una etiqueta de identificación del paciente en cada tubo y los mandan a alguna empresa en Salt Lake City que me dirá mi futuro en alrededor de tres semanas.

Esa noche tengo lo que siento como un largo sueño acerca de ahogarme en símbolos de árboles genealógicos y dejar dos inocentes y condenados círculos en la playa, olvidados.

—¿Y qué hay de las niñas? —pregunto a Edward a la mañana siguiente, antes siquiera de que despierte por completo.

—¿Te refieres al asunto del gen? —responde. Me queda claro que el tema ya ha ocupado su mente.

—Sí —digo yo y me aproximo a él.

—¿Sabes? Tienes que creer que, para cuando ellas tengan senos, la medicina ya lo habrá resuelto.

Imagino a Georgia en el dormitorio de la universidad, rodeada por una habitación llena de chicas, diciéndoles que su mamá tuvo cáncer de mama a los treinta y tantos años y que luego las chicas asienten con actitud solemne. Pienso en una Claire adulta que oprime el tejido de sus senos en la regadera y se pregunta si siente algo nuevo. Pienso en los formatos que llenarán y en los recuadros que marcarán. Decido entrar al sitio electrónico breastcancer.org para averiguar en cuánto he incrementado sus probabilidades.

—¿Adónde vas? —pregunta Edward.

—Sólo quiero averiguar un dato en Internet.

—¿Algo del cáncer?

—Sí, muy rápido.

—No, quédate aquí —me dice—. Al menos hasta que despierten las niñas. Últimamente, todo lo que hablamos y hacemos aquí se refiere al cáncer, todo el tiempo.

Él no me ha pedido nada en mucho tiempo. Todo lo que desea es que me detenga. Todo el mundo desearía que me detuviera, incluso yo.

—Por cierto… —soy incapaz de evitarlo.

—¿Qué?

—Nada. La reunión de Greenie con Schoenberg de hoy. Averiguarán si es invasivo —comento mientras levanto el brazo de Edward y me coloco debajo de éste. Permanecemos en esa posición durante un rato y él se entrega a sus pensamientos (mi esposa ha mejorado) y yo a los míos (es probable que mi papá muera). Estamos solos, juntos.

24

*E*l día que estreché la mano de Edward Lichty por primera vez, ambos recordamos habernos sentido un poco superiores al otro. Yo tenía un mejor rostro, él tenía un mejor cuerpo. Yo tenía más personalidad, su coeficiente intelectual era superior. No sucedió mucho aquella noche, además de una breve nota mental acerca de un tipo de Oklahoma.

La segunda vez que nos vimos, alrededor de tres meses después de la primera, fue en la misma cocina, en otra fiesta abarrotada. Yo tenía cierta ventaja porque la anfitriona era mi amiga.

—Hola —le dije—. Te recuerdo. Nos conocimos en la última fiesta de Meg.

—Cierto. ¿Cómo estás? ¿Tu nombre es Kelly? —él tenía
una sonrisa inmaculada, dientes perfectos y alineados.

—Sí, Kelly. Bien; estoy bien. Esa camisa… —me escuché
decir en referencia a su brillante camisa estilo anticuado—.
Esa camisa no es tu estilo. ¿No vienes de… Oklahoma? —sus
ojos azules eran en verdad encantadores.

—O de Arkansas —respondió él con una sonrisa de perdón
anticipado—. En realidad es lo mismo —llenó mi vaso de vino
con sólo una señal de confirmación de mi parte—. Entonces,
esta camisa no es mi estilo, ¿eh? Ni siquiera me conoces.
Apuesto a que no recuerdas mi nombre…

—Bueno, eso es verdad. No recuerdo tu nombre, pero sé
que esa camisa no es tu estilo. Tú eres más un tipo J.Crew, un
chico de escuela de negocios. No te creo ese estilo retro-disco
que traes puesto —sus proporciones eran excelentes: hombros
que permitían que la ropa colgara bien, un frente fino, un trasero agradable y redondo que sobresalía de manera atlética.

—Interesante… —comentó él mientras se alejaba de la
barra para dirigirse a una pequeña esquina donde pudiéramos
hablar durante un largo rato. Yo volví la espalda a la cocina
llena de bulliciosos amigos. Ya estábamos instalados y nada
podría interrumpirnos—. ¿Nunca antes te han dicho que tienes un ligero parecido con Monica Lewinsky?

Su mentón era débil y quizás incluso tenía un poco de
acné.

Monica Lewinsky apenas ocupaba los encabezados inter-
nacionales como la interna regordeta y vulgar de la Casa
Blanca que le hizo sexo oral al presidente en la Oficina Oval.

Pude haber cortado la conversación en ese instante y dedi-
car mi atención a alguien más, pero lo sentí como una prueba
de autoestima. Además, él suavizó el comentario de nuevo
cuando dijo:

—Y antes de que respondas, permíteme decir que sólo te pareces a ella en su mejor día, cuando diez personas se han ocupado de su aspecto durante toda la mañana, cuando luce genial.

—Uuh-huh —le permití humillarse y esperé a que hablara más.

—En serio. Creo que ella luce hermosa en esas fotografías de *Vanity Fair* —señaló un ejemplar de la lustrosa revista sobre la mesa de centro de Meg—. ¿Ya las viste?

Resultaba difícil no sonreír.

Las bromas continuaron y resultaba claro que las cosas funcionaban entre nosotros; sin embargo, la noche llegó a su fin y él se marchó sin preguntar mi número telefónico. Yo pensé, *¿eh? ¿Quién se cree que es la Camisa Brillante de Arkansas?*

A la mitad de la siguiente semana, no obstante, recibí una llamada. Él me dijo que Meg le había dado mi número telefónico. Fuimos a tomar una copa, él olvidó su cartera, sucedió que yo llevaba veinte dólares y en el transcurso de unos cuantos meses estábamos enamorados, lo cual era poco probable. Era el tipo de enamoramiento que te ocasiona náuseas, el tipo de enamoramiento que te hace sonreír cuando cuelgas el teléfono.

Cierta noche, durante ese periodo brillante en el cual me enamoré por primera y única vez, estábamos acostados en la cama de Edward, en su pequeña habitación de mala muerte. En el callejón junto a su ventana colgaba un foco de manera que su mesa de noche estaba luminada durante toda la noche.

—¿Puedes verme?

—No muy bien.

Él se inclinó hacia el haz de luz junto a la lámpara de su mesa de noche.

—¿Y ahora? —preguntó.

—Sí —respondí con sus ojos fijos en mí. Todo estaba muy silencioso.

—Te amo, Kelly. —A pesar de que habíamos estado a punto de decirlo en muchas ocasiones, cuando escuché las palabras me quedé sin habla. Ya estaba dicho por fin. El resto de mi vida daba inicio y yo sólo permanecí allí y lo contemplé, incapaz de hablar.

Aquella tarde, mi papá aterrizó en el aeropuerto de San Francisco. Creo que mi mamá lo envió para averiguar quién era el tal Edward Lichty. De camino al aeropuerto le di algunas indicaciones preparatorias:

—Entonces, Edward, sólo recuerda, cuando hables con mi papá, que él comienza en la mitad de las cosas, como que se inclinará hacia ti y te dirá: "A veces, esos tipos intentarán adularte…". Si hace eso, y en definitiva lo hará, sólo espera un poco porque él siempre recapitula. Él siempre regresa y llena los huecos de información, de manera que sólo espera un poco.

—Entendido.

—Oh, y recuerda que suele girar la mandíbula. GT piensa que es por su dentadura postiza, pero, sin importar el motivo, parece un adicto a la cocaína. Sólo ignóralo. Yo le diré que tenga cuidado con eso. Y a veces habla en tercera persona sobre sí mismo, como: "Greenie quiere sus huevos tiernos". Y, ¿sabes?, podría eructar o escarbarse los dientes después de comer —sacudí la cabeza con resignación—. Ni siquiera sabe que lo hace. Está concentrado en otras cosas.

Lo que en realidad quiero decir es que *lo amo, Edward, y*

que tienes que amarlo. Me mataría si tú pensaras que sólo es
agradable.

—Kelly, Kelly, detente —dijo Edward con una amplia sonrisa y palmeó mi pierna—. Será grandioso. Vamos a pasar un
día espléndido.

Cuando nos orillamos en el aeropuerto de San Francisco,
mi papá estaba afuera con una pequeña maleta con ruedas y
vestía la sudadera del equipo de *lacrosse* de la preparatoria
Radnor. Sin embargo, sobre la sudadera, y dado que se trataba
de un día especial, él había agregado su famoso saco de lino
verde, el saco cruzado al cual lo había escuchado referirse con
afecto como el Viejo Inglés cuando lo colgaba por las noches.
Sonreía, saludaba con la mano en el aire y reía no sé por qué.
Sacudí la cabeza, pero me invadió una sensación de confianza,
la misma que siento cuando lo veo en medio de una multitud
con su júbilo imposible entre las masas exhaustas, irritadas y
desagradables. Edward bajó del auto de un salto y con los brazos extendidos mientras reducía la distancia entre ellos.

—¡Arkansas Ed! Bueno, ¡muy bien! —se palmearon los
hombros uno al otro con vigor mientras se saludaban de mano
y luego sacudían sus manos un poco más—. ¡Cariño! —me
estrechó entre sus brazos y nos dimos un largo abrazo—. ¡Qué
tal esta sincronía! Quiero decir, es como en James Bond.

En realidad no supe a qué se refería, pero fue divertido
para todos nosotros de una manera vaga, así que todos reímos.

Edward nos llevó al centro para almorzar en Rubicon, un
lugar costoso y fino de Robin Williams y Robert De Niro. Mi
papá ocupó el asiento del copiloto, junto a Edward, y yo los
observaba en silencio desde el asiento trasero. Su conversación nunca bajó de ritmo. De tanto en tanto, mi papá lo golpeaba en el hombro con si fuera un sobrino favorito o un antiguo

compañero de equipo. Edward volteaba a verme con frecuencia con una expresión de gozo total, como si paseara en auto con Magic Johnson o con Bill Murray.

Pronto nos asignaron una mesa y el mesero le entregó a Greenie una larga lista de vinos mientras mi papá estaba a la mitad del relato acerca de un consejo de inversión que recibió en una ocasión:

—Entonces, Ark Ed, hablo con este sujeto… con UN OJO —cerró un ojo con ademán teatral, como un pirata—. ¡EL GUSSER! Y el Gusser me dice —se inclinó hacia el frente para lograr un mayor efecto y sujetó la mano de Edward—, me dice… Georgie… Chicago Rock y Pacific… compra algunas, Georgie…

El mesero esperaba y mi papá se volvió hacia él.

—¿Puedo traerle algo de la barra o tal vez un té helado? —preguntó el mesero.

Mi papá revisó deprisa la lista y dijo:

—¿Tienen algún vino Kendall Jackson? Me encanta el vino Kendall Jackson.

—No, señor —sonrió el mesero— pero, si lo desea, puedo recomendarle un buen chardonnay.

—Como usted diga, ¿y puede ponerle algunos cubos de hielo? —Después mi papá se volvió hacia nosotros y meneó el pulgar sobre su hombro en dirección al mesero—. ¡Este tipo se hará cargo de todo! ¡Este tipo lo tiene todo ba-jo con-trol!

Edward, el mesero y yo intercambiamos una mirada de sorpresa y entonces Edward dijo:

—Me parece bien. ¿Kel?

—Oh, cuenten conmigo.

Así fue como terminamos por beber copas de doce dólares de chardonnay con hielo en un restaurante elegante.

Después del almuerzo, por fin estuve a solas con mi papá.

—Entonces, ¿no es lo máximo? Quiero decir, ¿no es inteligentísimo, madurísimo y guapísimo?

Sin embargo, mi papá parecía pensar que el currículum notable y la buena crianza de Edward tenían una importancia relativa. Sólo comentó:

—Oh, cariño, su manera de mirarte… adoro su manera de mirarte.

25

Estoy desesperada por las constantes demoras en el tratamiento de mi papá. Han pasado seis semanas desde que recibió el diagnóstico.

—¡SEIS SEMANAS! —le repito a GT, quien está harto de mis llamadas telefónicas.

—¿Seis semanas de qué, mami? —pregunta Georgia, quien viste su pijama de lana con las suelas de plástico corrugado para evitar que se resbale.

—Ahora no, querida. Ve a terminarte tus Cheerios.

—Pero necesito… —comienza ella de nuevo y me mira con su peinado matutino y su cuchara para el cereal llena de leche.

—Georgia, ve. Cheerios. Te diré en un minuto.

—¿Es el Bombón? —pregunta GT en un intento por distraerme.

—Sí. Mira, tenemos que hacer que comience algún tipo de tratamiento. Dios sabe cuánto daño ha sufrido desde el Día de Acción de Gracias. Mi tumor pudo haber duplicado su tamaño en ese tiempo —descubro que hago esto con mucha frecuencia; es decir, incluyo referencias a mi cáncer para establecer mi autoridad.

—Mami —dice Georgia, quien no se ha movido de su sitio.

—¡Georgia, por favor! —exclamo, lo cual transforma su expresión de curiosa a trágica—. De acuerdo, de acuerdo, ¿qué? Dime qué necesitas —no puedo soportar un berrinche.

—Más plátanos.

—De acuerdo; un segundo. GT, debo irme. Tendremos que hablar al respecto más tarde.

Esto es imposible: yo, en California, rebano plátanos para Georgia y Claire; mis hermanos están en sus trabajos y mis padres en Filadelfia. Buscan segundas opiniones y tramitan autorizaciones del seguro.

—Muy bien, niñas, si comen un buen desayuno y dejan que mami haga otra llamada telefónica importante, podemos hacer algo especial hoy.

—¿Qué? —pregunta Claire.

—¿Masticar chicle? —aventura Georgia.

—No hay chicle. Es una sorpresa y es mucho mejor que la goma de mascar. Tiene que ver con pintar.

Les debo esto: una hora de mi atención plena, un sí por todos los no. Después de todo, además de ser la hija de George Corrigan, soy su madre y ésta es su infancia, no la mía.

—Muy bien, mami.

Marco el número telefónico de Wooded Lane.

—Hola, Má.

—Hola, Kel, ¿cómo están las niñas? —pregunta ella, lo cual significa que quiere hablar acerca de las cosas placenteras que hemos visto y hecho, no de cáncer de vejiga.

—Bien, ellas están bien. ¿Cuándo comenzará Papá a recibir tratamiento?

—Bueno —dice ella en medio de un suspiro—, pronto, eso espero. Él aguarda el envío de un formulario de Schoenberg. Además, tiene que ver al oncólogo.

—¿Y cuándo sucederá eso?

—No lo sé, Kelly. Todo esto es demasiado. Habla con tu padre. Él fue quien habló con la gente del consultorio de Schoenberg.

—Cariño —saluda mi papá—. ¿Cómo están mis niñas?

—Bien. ¿Cuál es el formulario que esperas?

—Mami, ¡ya terminé! —grita Georgia desde la cocina. Después escucho el sonido de sus pasos que se aproximan.

—Un segundo, pequeña —le digo para anticiparme a su interrupción.

—Ve con ella, cariño. ¡Esas niñas te necesitan! Te llamaremos después. Yo me haré cargo de ello.

—¿Te tomaste tu Coumadin esta mañana? —le pregunto y sostengo en el aire el dedo de "un segundo más" hacia Georgia y luego hacia Claire, quien se ha bajado de su silla alta y ha seguido a su hermana hasta mi oficina.

—Me lo tomaré, cariño. No te preocupes por Greenie. Sólo hazte cargo de esas niñas.

Desearía poder hacerlo. Dios, lo que no daría por dejar de preocuparme por mi padre y sólo hacerme cargo de mis hijas durante un maldito minuto.

—Mami, ¿cuál es la sorpresa? —pregunta Georgia después de meterse por la fuerza entre mis rodillas y recargarse contra mí.

—Un segundo más, querida —le digo a Georgia—. Greenie, tómate tu Coumadin. Te llamaré más tarde, ¿de acuerdo?

—¡Lo espero con ansias! —responde él como si estuviera de vacaciones y el entretenimiento estuviera a punto de comenzar—. Un beso para mis niñas.

—Muy bien, señoritas —anuncio y me pongo de pie—. Adelante. ¡Es la hora del papel maché!

Las niñas arrastran sus sillas de plástico al mostrador de la cocina. Tengo una pila de periódicos lista y algunas cajas del reciclaje de la semana. Haremos un crucero en velero, a pesar de que el proyecto no tiene sentido alguno. Utilizamos cinta adhesiva para pegar dos empaques de leche lado a lado para hacer la base cuando Georgia dice:

—Cuando cumpla cuatro años, ¿podré masticar chicle?

—Um, sí, supongo que sí. Pero falta mucho, mucho tiempo para que cumplas cuatro años —respondo mientras miro alrededor en busca del refractario Pirex que empleamos para la mezcla de pegamento.

—¡Voy a cumplir cuatro en mi cumpleaños! —protesta ella y rasga el impoluto *New York Times* del domingo anterior.

—Correcto, pero falta mucho tiempo para tu cumpleaños, como la mitad de un año.

—Yo tengo dos —declara Claire y con ello enciende la alarma de Georgia, la cual se dispara cuando alguien dice alguna imprecisión (un cuello de tortuga no es una blusa; un bolso no es una bolsa, etcétera).

—No es así, Claire. Tú tienes un año —dice Georgia y sostiene un dedo extendido frente al rostro de Claire—. ¡Uno!

—¡Tengo dos años! —canta Claire y dispara las sirenas de alerta mayor de Georgia.

—¡Mamá, dile a Claire que no tiene dos años! ¡Tiene UNO!

—¡Dos! —repite Claire.

—¡Uno! —grita Georgia.

Claire responde con un osado bofetón sin excusa alguna.

—¡Claire! ¡Estás castigada! —le digo y señalo el pasillo. Claire frunce el ceño mientras azota los pies con actitud melodramática al salir de la cocina y subir las escaleras hacia su habitación.

—¿Cuántos años debo cumplir para tener un perro? —pregunta Georgia, ahora que me tiene para ella sola.

Estoy tentada a decirle a Georgia que soy alérgica al pelo de perro, una mentira blanca de mi madre que puso fin a las negociaciones por un perro de una vez por todas en Wooded Lane. Sin embargo, no me importaría tener un perro algún día. Después de más bebés.

—Tal vez cuando cumplas diez —respondo con la esperanza de que no se empecine con ello durante los siguientes siete años, aunque sospecho que podría hacerlo.

Después de estirarme para alcanzar la harina y la taza para medir, le grito a Claire.

—¡Terminó el castigo! Baja y dile a tu hermana que lo lamentas —le indico. Comienzo a preguntarme si arruinarán mi sorpresa de papel maché con sus pleitos.

—Lo lamento, Georgia —dice Claire al regresar a la cocina. Su sonrisa es la de un sociópata sin arrepentimientos. Casi puedes escuchar que piensa: *Ya me haré cargo de ti más tarde.*

Volvemos a nuestros puestos: Claire estira y vuelve a estirar una pila de tiras de papel periódico y Georgia me interroga.

—¿Cuándo seré un bebé otra vez? —pregunta.

Yo levanto la vista y sonrío. Me encantan estas conversaciones. Me recuerdan cuando Booker me convenció de que los monstruos hacían girar sobre un eje los largos y húmedos mechones de sus cabellos en el autoservicio de lavado de autos.

—Bueno, el asunto es que no puedes ser un bebé otra vez —explico. Mi gran sabiduría le causa admiración.

—¿Cuándo podré cumplir dos años otra vez? —pregunta ahora para probar los límites del concepto.

—No los cumplirás. No puedes hacerte más joven, sólo más grande.

—Oh, ¿por qué? —pregunta como si se tratara de matemáticas simples y no de una de las grandes verdades universales, además del hecho de que los sótanos gotean y de que las niñas de cierta edad son traicioneras.

—Así es como funciona con todas las cosas. Con las flores, los perros, los árboles y los bebés. Comienzan pequeños y luego crecen. No se hacen más pequeños o jóvenes. Todos crecemos y nos hacemos viejos.

—¿Y entonces qué ocurre?

Ups.

—Bueno, entonces todos crecemos y cuando nos hacemos muy, muy viejos, mucho más viejos que Papá y yo, morimos.

—¿Qué es morir? —pregunta Georgia mientras Claire rompe un pedazo de periódico en fragmentos más chicos que las uñas al cortarlas.

—Morir es cuando ya no puedes estar aquí, ni hablar, caminar, respirar o comer más.

—Si no estás aquí, entonces, ¿dónde estás?

—No lo sé. Jammy y Greenie creen que vas al cielo. En realidad nadie lo sabe. Ése es el asunto. Una vez que mueres, nunca más regresas.

—Oh. —El rostro de Georgia tiene la misma expresión que la primera vez que soltó un globo de helio y lo miró volverse cada vez más pequeño, mientras Edward intentaba explicarle por qué no podía recuperarlo sin importar cuánto llorara o con cuánta desesperación creyera necesitarlo—. Sin embargo, lo grandioso de los barcos de papel maché es que duran para siempre. En unos veinte años, esta obra maestra elaborada con empaque de cartón aún estará aquí. Entonces, ¿quién vaciará el agua en el recipiente?

—¡YO! —gritan las dos al mismo tiempo.

—De acuerdo, primero Georgia y después Claire —les indico al tiempo que ignoro estúpidamente la discusión que se aproxima.

—¡Mamá! ¡Claire me pegó!

—¡Claire! ¿Golpeaste otra vez a tu hermana? —pregunto y me inclino hacia ella. Más le vale no haberlo hecho.

—Sí —admite Claire porque ella nunca miente y nunca ofrece excusas.

—¡Castigada! ¡Ve a tu habitación! —grito detrás de ella mientras Claire se dirige con desgano hacia las escaleras—. ¡Y quédate allí! —ladro yo, tal vez lo bastante alto como para que me escuchen los vecinos, cuya casa está pegada a la nuestra al estilo de California, y se pregunten si desayuné barras de vodka. Georgia llora como si la hubieran golpeado con un tubo de metal y Claire solloza con tono patético, como un prisionero en confinamiento solitario que por fin ha llegado a su límite.

¿No se dan cuenta del esfuerzo que hago? ¿De lo mucho que deseo estar en Filadelfia? ¿De lo tentada que estoy de dejarlas en la cocina con crayones y barras *Zone* mientras envío mensajes por correo electrónico? Me precipito hacia las escaleras con los dientes apretados. Cada uno de mis pasos hace evidente mi frustración.

Claire está sobre su cama. Su cara está roja y congestionada.

—¡Vas a escucharme, Claire Corrigan Lichty! ¡Golpear NO ESTÁ BIEN! ¿Me escuchaste? ¡Golpear NO ESTÁ BIEN! — "NO ESTÁ BIEN" es la expresión preferida de las madres de mi generación. La utilizamos de manera indiscriminada para todo, desde rayar la mesa hasta atascar el drenaje con papel de baño o dejar correr el agua hasta que cubra el suelo y comience a invadir el pasillo—. Si le pegas a tu hermana otra vez, ¡me llevaré al conejito! —estoy a un grado de alcanzar el nivel diez de furia y apenas son las 10:23 de la mañana.

—Tú tienes nariz —me dice y me toca la nariz.

—Sí, tengo nariz pero, ¿me escuchas? ¡Golpear NO ESTÁ BIEN! Si le pegas a tu hermana una vez más...

—Yo tengo nariz —dice ella y toca su propia nariz.

—Así es, tienes nariz. Te lo digo en este momento, Claire: si le pegas a tu hermana otra vez, me llevaré al conejito. ¿Me escuchas...?

Ella estira los brazos hacia arriba y coloca las manos en mis mejillas. Luego sacude mi cabeza con suavidad de lado a lado.

—Los peces no tienen nariz —comenta y parece impresionada.

—Um, no como la tuya, no, um. Los peces no tienen nariz de persona. Los peces tienen nariz de pez. Pero...

—Nariz de pez... —asiente Claire y de pronto me parece divina con sus mejillas regordetas y rosadas, su cabello dorado y sus ojos color azul.

—Correcto, nariz de pez —le digo y la atraigo hacia mí—.

No puedes pegarle a la gente, Claire. Lamento haberte gritado, pero no puedes pegarle a la gente. ¿De acuerdo?

—De acuerdo, mami —dice ella y me abraza con actitud solícita—. Nariz de pez.

—Sí —me doy por vencida y beso el espacio en su cuello que está debajo de su oreja.

Bajo las escaleras con Claire montada en mi cadera, apresurada al escuchar el timbre del teléfono. Es Edward, de manera que deposito a Claire en el suelo y le cuento toda la historia de "los peces no tienen nariz"; mientras tanto, Georgia me interroga, pues desea saber la causa que me ha provocado una súbita sonrisa.

—Tú tienes nariz, yo tengo nariz —repito. Edward y yo estamos hechizados con nuestra hija obstinada y loca.

Georgia se vuelve para vaciar el agua sobre la harina.

—Tengo que irme, Eddy. El papel maché está a punto de comenzar —le digo, recuperada.

No creo que mi mamá haya hecho papel maché conmigo, pero no puedo asegurarlo porque no recuerdo nada de lo sucedido antes de cumplir cinco años, cuando vi una camioneta verde que avanzaba por Wooded Lane. La camioneta era tan grande que apenas cabía en la calle. Mi mamá me explicó que una familia apellidada Kelly se mudaba a la vieja casa de Mary-Kay Yancey. Recuerdo haberme sentido decepcionada al enterarme de que Kelly podía usarse como apellido y aliviada cuando mi mamá me aseguró que yo era la única *Kelly Corrigan*. Yo estaba a punto de cumplir cinco años. Sin embargo, no sé si mi madre gritaba como yo lo hago; si yo corría entre alaridos hacia ella cada vez que una abeja zumbaba cerca de mi cabeza; si me maravillaba ante su estilo maestro para extraer una astilla. Siempre asumo que ella

correspondía a un tipo más duro de madre —firme, severa—;
no obstante, es probable que yo les parezca menos cariñosa y
consentidora a mis hijas cuando se conviertan en adolescentes que giran los ojos hacia el techo y en universitarias con-
descendientes.

Hace un par de años, mi tía Peggy me envió una vieja fotografía de mi mamá y yo en la playa. Tal parece que tengo unos
nueve años, si consideramos el tamaño extraordinario de mis
dientes. La fotografía fue tomada de lado. Hay un tablero de
backgammon a sus pies. Mi mano descansa en el muslo de mi
mamá como si formara parte de mí y mi cabeza se apoya contra
su hombro. Resulta evidente que, a pesar de que ya no sole-
mos tocarnos mucho, sí solíamos hacerlo. Siempre estábamos
entrelazadas. Desearía poder recordar cómo era estar así con
mi mamá; estar sobre ella, alrededor de ella y de ella, como en
la fotografía.

Si mi mamá hubiera muerto joven, como Peggy Taylor en
Sydney, yo no hubiera tenido ni un solo recuerdo de ella. Ésa
es la razón por la cual tomo tantas fotografías, conservo anti-
guos proyectos artísticos y jalo la cámara de video de la parte
superior del refrigerador para grabar mi alrededor con el fin de
reportar los sucesos del día: hoy regresaremos al parque para
subirnos otra vez a la resbaladilla; éste es el libro favorito de
Georgia, *The Remarkable Farkle McBride*; éstos son los zapatos
brillantes que Mamá compró para Claire, quien los llama sus
"click-clacks". Yo estuve aquí, niñas. Todos los días. Las ayudé
a dibujar caritas sonrientes en el vapor de la puerta de la regadera; las enseñé a sujetar unas tijeras, a enroscar un limpiapi-
pas y a jugar con un globo de fiesta. Éste es mi grafiti. Ésta soy
yo en el acto de rociar pintura en aerosol en cada pared y de
grabar en cada cabecera: YO ESTUVE AQUÍ.

≍ ≍

Al día siguiente nos preparamos para un día de juegos.

—Puedes ponerte estos pantalones o estos pantalones —le digo a Georgia.

—No.

—Estos pantalones o estos pantalones —reitero de manera definitiva.

—No quiero ponerme pantalones —declara ella y me mira fijo en busca de alguna debilidad de mi parte.

—Hace mucho frío para ponerte falda. Y apuesto a que va a llover. *Tienes* que ponerte pantalones —le digo y me pregunto si ésta es mi vida en realidad.

—Pero no me gustan esos pantalones. Me lastiman.

—Les cortaré la etiqueta. Mira, puedo arrancarla —le digo al tiempo que arranco la etiqueta, como Lou Ferrigno.

—¡NO! ¡Mami! ¡Rompiste mis pantalones!

—Escúchame, Georgia —le digo con mayor dureza y en un tono más amenazante—. Arranqué la etiqueta para que nada te lastime, así que escoge unos pantalones y PÓNTELOS.

—Pero…

—Hablo en serio, Georgia. No quiero escuchar otra palabra —le ordeno y fijo mi mirada en ella.

—Pero…

—¡Eso es TODO! —grito y arrojo los pantalones a su cama, como el ruso iracundo en la reunión de la ONU quien ya había tenido suficiente diplomacia falsa por un día—. ¡Te quedarás en esta habitación hasta que te pongas unos pantalones! ¡Voy al piso de abajo y más te vale vestirte o cancelaré tu día de juegos!

Jalo la puerta con demasiada fuerza detrás de mí y con ello rompo una regla de la casa acerca de azotar puertas.

La bruja irritable, agresiva y demandante que surgió el día que mi papá recibió su diagnóstico ha regresado. Le grita a todo el mundo: ¡ESTO NO ESTÁ BIEN! ¡NADA DE ESTO ESTÁ BIEN!

Pero entonces Georgia baja con los pantalones puestos. Sonríe de manera tentativa y se acerca a mí.

—¿Tienes nariz? —formula la pregunta como una apuesta a la frase del millón de dólares de su hermana.

—Y tú tienes nariz —respondo avergonzada, agradecida y maravillada. Ella finaliza el diálogo.

—Pero los peces no tienen nariz —yo la abrazo.

—Eres la mejor, Bombón. Eres una niña grandiosa y yo soy afortunada de ser tu madre.

Y ésta es la razón por la cual, durante al menos los siguientes cinco años, Georgia Lichty pensará en narices de peces cada vez que se enfrente cara a cara con la ira de su madre.

26

Cuando acepté mi primer empleo después de la universidad, el Gran George dijo:

—¡Guau! ¡United Way! ¡Mi niña salvará al mundo!

No obstante, mi mamá tenía sus dudas.

—Oh, no sé qué pensar sobre ellos —comentó—. Algunas personas consideran que United Way es como otro impuesto. Cuando fui maestra en Baltimore *tenía* que donar. No había opción. Salía directo de mi cheque de nómina.

—Bueno, ése fue error de tu jefe. ¿Sabías que United Way dona mucho dinero a las obras católicas de caridad? —le pregunté, segura de que un vínculo con la Iglesia eclipsaría cualquier asociación negativa.

—Oh, eso ya es algo —aceptó ella.

Por tanto, diez años después, cuando una recién graduada de la Escuela de Negocios de Harvard llamada Meghan Chen-Williams vio mi CD-ROM de *Romeo y Julieta* y dijo que tenía una empresa nueva que requería a una persona como yo, debí saber que tenía que llamar a mi papá.

Sin embargo, llamé a Edward, mi nuevo novio, para asegurarme de que llegara a casa a tiempo para la cena. La celebración era POR MÍ.

—¡Ochenta y cinco mil! ¡Ochenta y cinco mil malditos dólares! —exclamé cuando él respondió el teléfono en su escritorio, en una empresa nueva llamada Teleworld donde le pagaban setenta y cinco mil dólares.

—Guau —sonaba confundido, como si yo le hubiera dicho que me habían citado en el *Sports Illustrated*—. Es increíble —agregó con tono literal.

—Bueno, ya sabes, sólo le comenté mis proyectos y ella dijo que eso era lo que planeaba hacer. Eso fue todo. Comienzo en una semana. Entonces, ¿adónde iremos a cenar?

—Cielos, no lo sé. Lo decidiremos cuando llegue a casa. Justo en este instante debo correr a una junta —respondió.

—Oh, de acuerdo, bien. Sí. Vayamos a algún lugar genial. ¿Te veré alrededor de las siete?

—Sí, si el tránsito no está demasiado congestionado.

Me sacudí su reacción indiferente y llamé a Greenie, quien de inmediato me dio lo que yo buscaba.

—¡Cariño! ¡Fantástico! Ella no es tonta, ¿verdad? ¡Contratar a una chica como tú!

—¿Sabes? Apuesto a que hubiera podido conseguir más dinero. Quiero decir, ella ni siquiera lo dudó —le dije. En menos de diez minutos ya había menospreciado mi abundante salario nuevo.

Cuando Edward llegó a casa un par de horas más tarde, yo estaba arreglada y me había aplicado lápiz labial rojo. Había invertido mucho tiempo en secarme el cabello, capa tras capa; por tanto, cuando Edward llegó a casa, mi cabello lucía una sedosidad y un movimiento desacostumbrados. Me había puesto un poco de perfume y tacones altos que hacían mucho ruido cuando caminaba sobre nuestro piso de madera. Yo era una chica que deseaba ser mirada.

Él llegó con la correspondencia. Levantó la mirada para besarme y me dijo:

—Hola, superbateadora.

Después me rodeó, se arrojó sobre el sofá y comenzó a abrir un sobre. Yo me quedé parada en el pasillo, justo donde él me había dejado, y me sentí un poco estúpida por aplicarme lápiz labial y muy estúpida por pensar que él podría traer una botella de champaña a casa.

Apenas habíamos comenzado a vivir juntos. Un par de meses atrás nos besábamos durante veinte minutos en el quicio de la puerta. Yo había esperado un novio verdadero durante mucho tiempo; un novio verdadero que viniera a recogerme y me diera vueltas en sus brazos cada vez que yo hiciera algo nuevo, como en los catálogos de J. Crew.

—Te llegó otra factura de teléfono celular —me anunció—. Deberás cambiar tu plan de llamadas. Tendrías que pagar veinte dólares por mes, máximo.

Una ola de decepción se aproximó hacia mí.

—Sí —respondí—; bueno, acabamos de duplicar nuestros ingresos, de manera que no tenemos gran prisa por hacerlo.

—Supongo que sí, pero, ya sabes —dijo él.

Me dirigí hacia nuestra habitación y me recosté en la cama, en parte porque no podía decidir cómo manejar esta situación y en parte porque necesitaba transmitir una señal más fuerte.

—¿Qué haces? —me gritó. Había ignorado tanto el perfume White Shoulders de siete años de antigüedad como el cabello al estilo de Alanis Morissette. De pie en la entrada de la habitación, me preguntó—: ¿Kel? ¿Hay algún problema?

—Hoy fue un gran día para mí —comencé, sólo para ayudarlo a comprender el dominio general de la preocupación—. Quiero decir, en términos profesionales, es probable que éste sea el día más notable que he vivido. Lo sabes, ¿verdad? —él lucía un tanto perplejo—. De acuerdo; permíteme expresarlo de otra manera: si tú obtuvieras un nuevo empleo, yo hubiera hecho reservaciones para ir a cenar, te hubiera comprado una tarjeta o hubiera llegado temprano a casa. Tal vez todas las anteriores. Y puedes apostar a que, cuando entrara por la puerta, yo no pasaría como una exhalación junto a ti ni comenzaría a leer la correspondencia.

Ésa fue nuestra primera "discusión" de este tipo, del tipo en el cual yo hablo mucho y él no comprende mi punto de vista, para disculparse una hora después, una vez que desaparece la actitud defensiva. Nunca estoy segura de si en verdad lo comprende o si sólo prefiere la armonía en lugar de reentrenar a una chica que ha sido educada por un hombre que se ufana de sus logros ordinarios con los desconocidos en el tren como si ella hubiera aprendido a vivir bajo el agua. En comparación con un hombre así, Edward parecería apático sin duda alguna.

—O sea, si no vamos a celebrar este tipo de cosas, ¿qué vamos a celebrar? Porque yo soy aficionada a las celebraciones, en caso de que no lo hayas notado.

—Bueno, celebremos. Sólo quería abrir esa factura. Vayamos a cenar. Anda. ¿Adónde vamos? ¿Quieres que vayamos al centro?

Él intentó animarme, pero yo todavía no estaba lista.

—Sí, el centro está bien. Pero, Edward, ¿ya se terminó la parte del romance? Porque yo pensé que duraría más tiempo, ¿sabes? Pensé que tendría más de seis meses de tu atención total antes de que comenzara a desaparecer.

—Oh, vamos, Kel. Lo siento. Estaba distraído. Vamos. Disfrutemos una noche grandiosa. Luces muy bella —me dijo y, después de un rato de adulaciones y halagos que consideré suficientes, olvidé el asunto.

En todo caso, al final de la noche él logró que los tacones altos valieran la pena; no obstante, si entonces hubiera sabido lo que ahora sé, hubiera disminuido mis expectativas justo en ese momento, dado que aún me irrita esa característica de su personalidad.

Durante años después de ese episodio, yo lo he motivado: "Entonces, ¿te gusta mi nuevo corte de cabello?" o "¿Te fijaste en que traigo la falda que te gusta?". A veces incluso le doy un golpe en la cabeza: "¿Qué es lo que tengo que hacer aquí para que me hagas un cumplido?". Un par de años después de casados, durante *En busca de una reacción, toma 17,* Edward dijo por fin aquello que yace debajo de todo:

—Yo no soy Greenie, Kelly —a continuación lo empeoró y lo mejoró a la vez cuando agregó, sin cargo alguno de conciencia—: Nadie lo es.

27

Si sólo pudiera viajar a Filadelfia, asistir a las citas, ver sus imágenes. Sin embargo, me operarán la próxima semana y a ello le siguen treinta y tres sesiones de radiación. La programación de mi propio tratamiento no es negociable. Ya lo he investigado.

GT consigue las direcciones de correo electrónico de los dos médicos de mi papá, Ellis en Bryn Mawr y Schoenberg en Hopkins. Comienzo a enviarles mensajes cada día para formularles preguntas sofisticadas que copio y pego de la Red acerca de la penetración y el grado de clasificación del tumor, ganglios y metástasis (TNM) que ni siquiera yo comprendo. Copio a

Booker, Jen, Edward y GT, pero no a mis padres porque Greenie no usa computadora y mi mamá no quiere más información de la que ya tiene. Cada mensaje de correo electrónico termina con floreos verbales.

"No puedo agradecerle lo suficiente por su atención y su gentileza". "Mi papá es un tipo muy especial". "Nos sentimos muy afortunados porque usted cuida de él". Quiero decirles que sé que piensan que él es viejo, pero no lo suficiente, y yo tampoco lo soy.

Mi papá, a pesar de haber dado su permiso para que sus médicos hablen con nosotros, piensa que acoso a Schoenberg. "Cariño, tranquilízate con ese tipo". Mi mamá opina que soy insolente. "No sé si deberías molestar a un médico". Mis hermanos creen que soy controladora. "¿No deberíamos hablar primero al respecto, antes de que envíes mensajes por correo electrónico a esos tipos?". Edward se mantiene al margen, pues reconoce a primera vista una situación en la cual no puede ganar. No obstante, a mí no me importa lo que piense ninguno de ellos.

La prognosis de mi papá, la cual sólo ha sido expresada en declaraciones como "éste es su *tercer* cáncer", parece depender de una sola pregunta: ¿se puede extirpar su vejiga? Dado que el cáncer, como yo temía, se ha extendido a las capas de grasa y músculo alrededor de la vejiga y ha invadido, como moho, su uretra hacia arriba y su pared pélvica hacia abajo, la única oportunidad de que se cure es extirparle la vejiga con cirugía, después de lo cual tendrá que depender de dos bolsas: una para la orina y otra para lo demás.

No obstante, como explica el doctor Ellis, cuando le quitaron la próstata doce años atrás, la cicatriz resultante fusionó su vejiga con la base de su pelvis, como un queso fundido adherido a una servilleta de papel.

—Tal vez podamos extirparla, tal vez no. No lo sabremos hasta que lo abramos —dice el doctor Ellis.

El doctor Schoenberg, en Hopkins, no lo ve de la misma manera. Para él, extirpar la vejiga de Greenie es el equivalente a "derribar un solo edificio en la ciudad de Nueva York sin causar un solo daño colateral". Es, dicho de otro modo, imposible. No sólo se pronuncia en contra de la cirugía, sino que se niega a realizarla. Nos recomienda continuar con la quimioterapia, la cual casi no presenta riesgo alguno. Salvo la ineficacia.

Sin embargo, nos advierte el doctor Ellis, el cáncer de vejiga tiende a ser recurrente, de manera que debemos asumir que, aunque la quimioterapia funcione, es probable que sólo se trate de una solución temporal.

—No sé si tendrá dos o cinco años más de vida —dice. La cirugía, por otra parte, es lo que el doctor Ellis llama un tratamiento "definitivo"—. Si no hay vejiga, no hay cáncer de vejiga.

Mi hermano compara la cirugía con el pase milagroso de sesenta yardas que Doug Flutie lanzó para el equipo de Boston College.

—Si conectas, eres un éxito —dice Booker.

En realidad no sé quién es Doug Flutie, pero suena bien. Muy definitivo. Todos estamos ansiosos por simplificar, por descomponer las sombras de gris en partículas de blanco y negro para poder organizarlas en pilas pulcras y monocromáticas y después elegir una.

—La quimio, por lo que parece, es sólo como poner un dedo en el dique. Es como retrasar lo inevitable —opina Edward y me deja sin aliento al decir "inevitable".

Las posibilidades de mi papá se incrementarían en gran medida si, después de toda la quimioterapia, se sometiera a unos meses de radiación diaria. Sin embargo, la radiación ocasiona tejido cicatricial, lo cual podría dificultar más la cirugía.

Yo envío mensajes por correo electrónico a ambos médicos para preguntarles sobre el tema del tejido cicatricial. Es verdad, en cierto sentido. La radiación complicará la cirugía, pero ¿la eliminará como opción? Tal vez, dice un médico. Es probable, dice el otro.

Después de que GT llama a Greenie para averiguar su punto de vista, me llama.

—Él no sabe qué hacer. Dice que habló con Ricky Graham al respecto —dice GT, como si hablar con Ricky Graham, un amigo de GT sin un conocimiento particular sobre el cáncer de vejiga, probara que Greenie está tan ambivalente como nosotros. Es probable que Ricky se encontrara en el mismo partido de *lacrosse* que Greenie, y sólo Dios sabe cómo comenzaron a conversar o por qué la conversación cambió de la ofensiva a la vejiga de mi papá. Me entristece pensar en que él analiza sus opciones con Ricky Graham. Quiero que mi papá me use a mí. Pero entonces no puedo evitar que me encante porque es muy su estilo: espontáneo, franco y "oye, ¿por qué no le preguntamos a este tipo?". (En una ocasión lo vi preguntarle una dirección a una niña exploradora en la autopista. Ella nos guió bastante bien). Sólo puedo imaginar que se inclina sobre Ricky Graham y le dice: "Entonces me dicen que la cirugía es mi única oportunidad de vencer a esta cosa. ¿Qué opinas? Un viejo como yo… ¿con bolsas?".

Intento hablar con mi mamá al respecto, pero no me agrada su manera de pensar. En realidad, no me agrada que ella tenga injerencia en toda esta situación, a pesar de saber que eso es absurdo y posesivo. Cuando hablo de la cirugía como la única cura, ella menciona la "calidad de vida", lo cual me suena como si ella no pudiera soportar una bolsa de mierda que sale de las entrañas de su marido.

—GT conversó con un tipo a quien le extirparon la vejiga y juega tenis cada semana —le digo—. Con las bolsas.

—Bueno, en realidad no vamos a discutir *eso*. Como ya he dicho, todo depende de tu padre. —Ella siempre le dice así: "tu padre". Tal vez por eso a veces olvido pensar en él como su esposo.

Llueve otra vez porque eso es lo que ocurre en el área de la Bahía. En algún momento después de la Navidad comienza a llover y no se detiene durante semanas; a veces, meses. Nos afecta a todos, tarde o temprano.

—¡Cariño! ¿Hay más lluvia allá? —dice Greenie cuando lo llamo desde el auto para hablar acerca de la conexión entre la radiación y el tejido cicatrizal.

—Sí, ya estamos en la tercera semana de lluvia.

—Hombre, apuesto a que esos jardines están felices. ¡Y esas colinas verdes! ¿Cómo están mis niñas?

—Grandiosas. Voy a recogerlas ahora.

—Desearía estar allá, cariño. Las llevaría a ese lugar que les gusta…

—*Kindergym*, sí, sería genial. Entonces, Papá, ésta es la situación con la radiación… —pero justo en ese momento veo a una anciana asiática que está parada bajo la lluvia y agita las manos hacia mí—. Oh, Dios. Papá, te llamaré más tarde.

—De acuerdo.

Arrojo el teléfono celular a mi bolsa atestada en el suelo y orillo el auto cerca de la mujer. Ella señala el asiento del copiloto. Yo le abro la portezuela a sus cincuenta kilos de peso.

—Souf Baklay Seenya Senta —dice ella mientras señala y

asiente. Luego repite—: Souf Baklay Seenya Senta y supone que yo conozco el camino.

Conduzco una cuadra a la vez mientras ella señala. Después de un par de vueltas estamos perdidas y avanzamos por calles de un solo sentido en círculos de dos cuadras mientras la lluvia azota el auto. Ella me dice que su hija "vive en Los Ángeles, muy le-os". Yo me siento a la vez admirada ante su confianza en sí misma y enferma de vergüenza por haber dejado solos a mis padres en Filadelfia.

. ¿Cómo puedo aún vivir en California? ¿Qué es lo que he elegido? ¿La comida, el coeficiente intelectual colectivo, los liberales, el clima? ¿Es esto lo que quiero? ¿Más que ver ese lado encantador y ligero de mi madre que, hasta donde he podido ver, sólo mis hijas provocan? ¿Más que a Greenie? ¿Qué tal si he desperdiciado diez años en despreciar el conservadurismo social mientras pelo vegetales orgánicos y sorbo vinos locales cuando podría enfrentarme a las estaciones y comer filetes con queso con un hombre que votó por los demócratas una sola y única vez en 1960?

Giramos en la avenida Ashby y ella señala un gran letrero que dice SOUTH BERKELEY SENIOR CENTER. Yo detengo el auto en el punto de descenso de pasajeros. Ella palmea mi mano.

—Tú, buena chica —me dice y me mira con sus ojos grises y lechosos de persona mayor. Me pregunto qué pensaría de mí si supiera que sólo veo a mis padres tres veces por año.

Me alejo del centro entre lágrimas y regreso a recoger a las niñas. Me pregunto si debo llamar para avisar que llegaré tarde o si sólo debo concentrarme en llegar allí. No sé el número telefónico y no puedo alcanzar mi teléfono, de manera que sólo conduzco el auto bajo la lluvia y deseo no haber llegado tarde tantas veces antes. En unos cuantos minutos me esta-

ciono a la mitad de la avenida, enciendo las luces intermiten-
tes, me cierro el impermeable y camino hacia la puerta principal de la casa equivocada.

—Lo siento, pero una anciana… —digo y contemplo a la
mujer de la limpieza, quien no habla inglés. Ella y yo nos miramos durante un minuto, yo con mi impermeable, con las llaves
en la mano, y ella con su conjunto deportivo, con una cubeta
llena de Simple Green y Ajax.

Me rindo, pienso mientras me dejo caer sobre un elegante
sillón con antebrazos. Desearía poder contratar a alguien
menos frágil y patético para que haga mi trabajo.

Pero no puedo.

Tengo que recoger a mis hijas. Tengo que inscribirlas en la
escuela. Tengo que empacar sus almuerzos, llevarlas a vacunar
contra la hepatitis B y lavarles las manos. Deben ser vigiladas
en las escaleras, entrenadas para ir al baño y convencidas de
dejar el chupón. Y si ese trabajo interminable se junta con calcular los riesgos de la cirugía de vejiga en un hombre de
setenta y cuatro años, bueno, ¿qué pensabas que sucedería?
¿Qué creías que significaba ser adulto?

Esto es justo lo que significa ser adulto: dejar un mensaje
de voz para el experto nacional en urología mientras limpias la
mugre que se acumula en el interior de la tapa de un vaso
entrenador. Impedir que tu bebé abra la puerta del baño mientras te inyectas mil dólares de Neupogen en el muslo para
incrementar tu conteo de leucocitos. Desenredar una boa de
plumas color rosa mientras te preguntas si estás a un mes de
distancia de perder ambos senos, ambos ovarios y a tu padre.

Mi papá llama de nuevo al tiempo que conduzco alrededor
de la cuadra hacia la casa correcta.

—De acuerdo, cariño. ¿Qué opinas tú de todo esto?

—Bueno —respondo y defiendo mi lógica original—, todo lo que podemos hacer es encontrar a las mejores mentes médicas y después someternos a su opinión. Por eso acudí a la UCSF. Si el sujeto de Hopkins sugiere que no haya cirugía, entonces supongo que no debes operarte. Creo que debes optar por el mejor, ¿sabes? Eso es todo lo que puedes hacer. Sólo encuentra al mejor y acepta su consejo. ¿Qué sabemos nosotros? No podemos decidir. No podemos desobedecer al tipo que escribió el libro, ¿sabes?

—Comprendo. Comprendo.

De manera que eso es lo que hacemos. Tomamos la ruta menos agresiva. Somos prudentes, lo cual no es nuestra costumbre; excepto en lo que se refiere a mi mamá, quien ha promovido la prudencia durante décadas.

28

Las conversaciones, tanto acerca de una fiesta próxima como sobre una entrevista de trabajo o un novio nuevo, eran más o menos así:

Mi mamá: —Sólo recuerda: si no tienes expectativas, nunca sufrirás decepciones.

Yo: —¿Qué significa eso? ¿Que no debo esperar que asistan mis amigos? ¿Que no debo esperar que un sujeto me trate bien? ¿No esperas que Papá conserve el empleo y llegue a casa para cenar?

—Sólo digo que nunca sufrirás decepciones si mantienes bajas tus expectativas.

Yo consideraba que estas conversaciones tenían relación con el hecho de que yo era "quisquillosa", algo que mi mamá adoraba decir a medida que se extendía mi soltería y que yo interpretaba como que más me convenía dejar de aspirar a lo inalcanzable y aceptara lo que pudiera conseguir.

Pero entonces llegó Edward, quien parecía preparado para recorrer el camino conmigo y, por tanto, después de haberle probado a mi madre que se había equivocado, me atreví a ilusionarme con mi compromiso.

Por ejemplo, en una caminata, yo pasaba por un claro en el bosque e invertía los siguientes diez minutos en imaginar una mesa elegante con lilas, con espigadas copas de vino, un violinista que llenara el aire con una sonata y, en mi plato, una caja de terciopelo azul de Tiffany's.

Según sucedió en junio de 1999, justo un año después de nuestro primer beso, llegué a casa del trabajo para encontrarme un apartamento limpio, un hombre con traje y rosas. Sonaban los temas musicales de nuestro romance: Billy Mann, Mike Errico, Richard Thompson. Hmm. Buen inicio. Tuve *la sensación*. De hecho, si él no me hubiera propuesto matrimonio, yo me hubiera sentido avergonzada y hasta engañada. Sin embargo, yo me sentía bastante segura del rumbo que tomaría todo eso; de manera que, después de saludarlo con un beso, entré al baño para mirarme en el espejo y tranquilizarme.

Me senté junto a él en el sofá. Comenzamos a besarnos y luego, después de mudarnos del sofá al suelo, tuvimos sexo sobre una alfombra que Ted, mi antiguo compañero de habitación, compró en una barda de cadena por setenta y cinco dólares. Después de que ambos obtuvimos lo que buscábamos, nos abrazamos uno al otro durante un largo rato y yo lloré, como hago a veces después de una sesión sensacional de amor.

Entonces, él dijo:

—¿Estás lista?

Mientras él se estiraba para sacar algo del bolsillo de su saco, yo me cubrí los ojos y lloré aún más. Se trataba de una carta, dado que me encantan las cartas de amor, dentro de un sobre blanco con el pequeño hombre de TiVo en tinta negra en una esquina.

(Poco después de que Edward comenzara a trabajar en Teleworld, un equipo de marcas de clase mundial llegó y, después de una costosa sesión de lluvia de ideas, ofreció dos nombres posibles: Bongo y TiVo. Nosotros votamos por Bongo).

Abrí la carta. Edward me contemplaba mientras yo la leía. Estaba escrita a máquina excepto el último renglón, el mismo que yo intentaba no apresurarme a leer, el renglón que estaba escrito con su mano.

—Dilo en voz alta —le dije.

—Kelly, ¿quieres casarte conmigo?

—Sí, Edward. Sí, me casaré contigo. Cien veces.

Después de un largo abrazo, me dijo:

—Te compré un anillo —y me entregó una caja.

—Oh, por Dios. ¿En serio? —en muchas ocasiones le dije que prefería una luna de miel a un anillo.

—No es un anillo normal. Ya lo verás.

Abrí la caja y en su interior encontré un cuadro de algodón cepillado, lo cual me remitió a la Navidad de preparatoria cuando mi mamá me regaló unos pendientes de perlas falsas para orejas *perforadas*, lo cual significaba que, a los diecisiete años, por fin podía acudir a la pagoda de perforaciones en el centro comercial para que me hicieran los agujeros en las orejas que Dios hubiera puesto allí por sí mismo si hubiera querido que los tuviera. Debajo de la tela de algodón había una piedra enorme color púrpura, un fragmento en realidad, adherida a una gruesa banda de plata. Pensé que era una broma o tal vez un caramelo, hasta que él señaló la fecha grabada en el interior.

—Es el anillo más loco que he visto —dije entre risas al tiempo que me enjugaba las lágrimas—. Es como criptonita.

—Tienes que observar la piedra. Se llama ametrina; es una fusión de amatista y citrina, las cuales son piedras muy suaves. No obstante, si crecen juntas, lo cual es raro, son indestructibles. Al menos eso fue lo que me dijo ese sujeto. Lo mandé hacer.

Me lo puse.

—Guau, es genial, Eddy. Me gusta. Me encanta.

—Arréglate. Tenemos reservaciones. Y llegaremos tarde. No anticipé el revolcón.

—¿Adónde vamos?

—Ponte tu vestido negro.

Mientras me lavaba los dientes y contemplaba con más atención la roca en mi dedo, escuché que Edward murmuraba al teléfono.

—¿Llamaste a Little Rock? ¡Espérame! —grité con la boca llena de pasta dental.

—¿Sabes una cosa? Creo que debemos llamar mañana a nuestros padres —propuso él.

—¿En serio? Aún no son las diez en el Este —le dije—. Mis padres van a…

—Confía en mí. Será más divertido hacerlo mañana —me dijo y con ello dejó claro que éste era su espectáculo y que yo debía obedecerlo.

—Como tú digas.

Mientras recorríamos nuestro vecindario en el auto, yo

azotaba los pies en el espacio frente a mí y gritaba por la ventanilla:

—¡Me casaré con Edward Lichty! ¡Estoy comprometida con Edward Lichty!

Él reía al tiempo que fingía girar un imaginario botón de volumen para indicarme que "estaba demasiado alto".

—Oye, ¿lo saben Jeff y Michelle? ¿Les llamaste? —pregunté al recordar que algunos de mis amigos favoritos de la preparatoria habían venido de Filadelfia de visita y que se suponía que nos reuniríamos con ellos esa noche. Se hospedaban en el apartamento de Meg, donde Edward y yo nos conocimos y conversamos sobre su brillante camisa y sobre Monica, mi doble fantasmagórica.

—No, pero si quieres que nos detengamos y les contemos…

—¿Podemos hacerlo? ¿En serio? ¿Tenemos tiempo?

—Seguro. ¡Qué diablos! Es nuestra noche. Puedo llamar al restaurante.

—Oh, por Dios, debemos apresurarnos. No nos demoraremos —siempre me ha gustado anunciar los sucesos.

Lo besé un par de veces y le dije:

—Esto es lo mejor, Edward. ¡LO MEJOR!

Cuando estacionamos el auto, yo salté al exterior y corrí hacia la puerta frontal de Meg.

Entré y corrí por el pasillo mientras gritaba como concursante de *The Price is Right*:

—¡JEFF! ¡MICHELLE! ¡MEG! Acabo de comprometerme con Edward…

Antes de que pudiera finalizar mi anuncio, casi al llegar a la sala, cincuenta personas gritaron: "¡Sorpresa!". En la fotografía que me tomaron en ese momento, mi boca está tan abierta que un niño de cinco años hubiera podido arrojar una pelota de softbol en su interior.

Nunca tuve otra oportunidad de abrazar a tanta gente con tanta fuerza, una tras otra; incluso a algunos amigos de Edward de la escuela de negocios que no parecían muy afectos a los abrazos. Mi anillo púrpura se convirtió en una prueba de Rorschach. Algunos levantaban mi mano y veían un objeto moderno y original; otros veían miles de dólares ahorrados; algunas veían un motivo para agradecer a sus esposos en secreto por darles un *anillo real*. Yo llegué a verlo como un símbolo de no conformismo y hasta el día de hoy me hace sentir orgullosa.

Cuando me metí en la cama, mi cuerpo estaba pesado y cansado, pero mi mente saltaba de un tema a otro.

—¿Cuándo compraste el anillo? ¿Dónde nos casaremos? ¿Le pediste mi mano a mi papá?

—No, le avisé —respondió Edward con autoridad—. Sólo les dije: "George, Mary, le pediré a Kelly que se case conmigo".

—Oh, por Dios. ¿Llamaste a mis hermanos?

—Desde luego. Hace un mes.

—Oh, por Dios. ¿Ya lo saben mis amigos de la universidad?

—Todo será revelado, Kelly. Paciencia.

—Oh, por Dios. ¿Hay más?

—Oh, por Dios, sí.

—Oh, por Dios.

A la mañana siguiente nos despertamos con la alarma del reloj que nunca vi que Edward programara.

Él se rodó en la cama y dijo:

—Es mejor que te metas a la regadera. No querrás volar a través del país con olor a fiesta de fraternidad.

—¿EN SERIO? ¿Vamos a casa? ¿EN SERIO? —pregunté.

—Anda. El taxi llegará en cuarenta y cinco minutos.

—Necesito empacar.

—Ya está hecho.

—Oh, por Dios. Edward. Eres increíble.

Corrí desnuda por el pasillo, cantando.

Llegamos a Nueva York alrededor de las cuatro de la tarde y para cuando nos registramos en nuestro hotel y nos cambiamos de ropa, ya era hora de tomar un trago. Caminamos a través de Houston hasta un lugar llamado Madame X, el cual se describe a sí mismo como un "salón sexy de terciopelo rojo". En la parte trasera de la sala del frente hay una escalera curva que da una vuelta completa sobre sí misma hacia un segundo piso. Una mesera con coletas y disfraz de gato confeccionado en *lycra* se colocó la bandeja debajo del brazo y se hizo a un lado cuando aparecí tras rodear una esquina. Había una sala estrecha, profunda y llena de gente que gritó "¡Sorpresa!". Edward colocó las manos alrededor de mi cintura. Yo comencé a identificar algunos de los rostros en la sala en penumbras: Tracy Tuttle, Missy Carr, Ted Logan. Después, una voz llegó hasta mí con toda claridad entre el ruido y la oscuridad y corrí directo hasta Greenie; nos balanceamos de adelante hacia atrás y nos reímos mientras la gente a nuestro alrededor se tocaba el corazón y se limpiaba las lágrimas. Incluso mi mamá, quien estaba más feliz de lo que nunca la había visto, esperó con paciencia mientras Greenie me abrazaba y me decía:

—Yo sabía que estaba allí, cariño. Un hombre que te amara tanto como yo. Te dije que lo encontraríamos.

29

꒰ *Aún es enero de 2005* ꒱

Uno de los hombres que no me amó tanto como mi papá fue un tipo llamado John Keady. Su mamá murió cuando tenía veintinueve años, un par de días después de que él nació, y lo hizo más adulto de lo que yo aún no soy. En retrospectiva, no sé cómo soportó mi ingenuidad, mi existencia efervescente y sin desafíos, o tal vez eso era justo lo que él deseaba: risas, inexperiencia. Parece que las venas varicosas de su madre se inflamaron durante el embarazo y, cuando ella se lo mencionó a su médico, él le dijo que podía extirpárselas antes de que ella se marchara a casa. Así de simple. Sin embargo, cuando la operaron, algo salió mal (una infección, creo) y ella murió. John

Keady llegó a casa sin madre porque los médicos sólo son seres humanos y porque cualquier cosa puede ocurrir en un quirófano. Ésa es la razón por la cual firmas todos esos documentos antes de que te anestesien. Eso es lo que pienso mientras empaco mi maleta para una noche antes de someterme a la cirugía.

Ya me han advertido que no podré cargar a mis hijas o maniobrar un volante durante al menos una semana, si suponemos que me practicarán una lumpectomía según lo planeado. Si encuentran más de lo esperado y se convierte en una cirugía más profunda, serán meses. Ellos me explicaron lo anterior sin darle importancia, como si cargar a tus hijos fuera tan opcional como preparar una salsa.

Mi mamá ya regresó a California, después de haber estado aquí para la Navidad y tres veces más desde entonces. La mamá de Edward ofreció venir, pero mi mamá no quiso ni escucharlo. Mary Corrigan sabe que los médicos sólo son seres humanos y yo soy su bebé.

Me llamó hace una semana, exaltada, y pensé que ahí venía el colapso que tanto merece, el colapso que ella ha reprimido durante meses, el colapso que debió suceder en el Día de Acción de Gracias, cuando ella casi se acostumbraba a decir —mi hija tiene cáncer —y el médico le llamó para decirle—: Su esposo tiene cáncer.

—Kelly —dice ella cuando respondo el teléfono.

—Hola…

—Kelly, estoy *a punto* de un maldito ataque de nervios —me dice y en verdad parece que *lo está*.

Su ira me proporciona validez. Yo aún me vuelvo loca de enojo casi todos los días, cuando mi ira es insultada por una pequeña y afilada pieza de juguete dejada en el suelo por Georgia, o por Claire, quien dice que no se pondrá sus botas de hule, tan nuevas y tan lindas que escogí de manera especial para ella, dado que ella adora los charcos.

De cualquier manera, mi mamá se revela por fin, como un embarazo sospechoso que por fin se hace manifiesto.

—Estos malditos idiotas de las aerolíneas me dicen que tengo que tener veinticinco mil millas para obtener un boleto gratuito, pero en Internet dice, ¡aquí mismo!, que un boleto redondo cuesta veinticinco mil millas. Pero desde luego, cuando intento reservar el vuelo por Internet, dicen que no tienen asientos disponibles para millas y que…

—Yo puedo solucionar eso. ¿Cuál es tu número de viajero frecuente? —le pregunto y camino hacia mi computadora, decepcionada y aliviada porque ella no va a decirme lo asustada y cansada que se siente, lo desafortunada que es, cuánta importancia le ha restado a lo mucho que le dolería pensar siquiera en vivir un solo día como la viuda de George Corrigan, una palabra cuya raíz significa "vacío", según escuché en cierta ocasión.

No me toma mucho tiempo reservar un vuelo y me encanta llamarla de nuevo para decirle que todo está arreglado, como si yo fuera Glinda, la Bruja Buena. Es la primera acción que he realizado en meses para ayudarla, además de no decirle que en uno de mis primeros estudios se encendieron dos ganglios linfáticos, lo cual sugiere que mi cáncer tiene piernas.

Greenie ya recibió otra dosis de quimioterapia. Dice que se siente "muy intoxicado" y le encanta decirnos en broma que "está solo por completo y que se defiende por sí mismo". También dice en broma que el Padre Rich tendrá que venir a hacerle compañía después de la misa de las diez y cuarto; con ello hace que la quimioterapia parezca tan complicada como una tarde solitaria. Yo le envío todos mis medicamentos

sobrantes (Zofran y Compazine para las náuseas, Vicodín para
el dolor de huesos, Ativan para relajarse, Ambien para dormir).
Enviar ese sobre me hizo sentir más útil de lo que me he sentido en un año.

GT también está en la ciudad para mi lumpectomía. Booker regresó a la escuela en Baltimore. Me llamó para decirme
que había comenzado su unidad favorita con los istanes (Turk-
menistán, Uzbekistán, Afganistán). Conversamos un rato por
Internet y es agradable conectarme con él.

En la sala preoperatoria nos acomodamos Edward, GT y
yo. Me meto a la cama y los chicos toman asiento para hablar
acerca de la NBA. Después de una hora o dos llega la doctora
Laura Esserman con su cabello largo a la Stevie Nicks dentro
de un gorro quirúrgico de Betty Boop. Después de que le presento a GT y de una breve charla, le digo que mi papá tiene
cáncer de vejiga, un caso grave, y que el médico de Hopkins le
recomendó continuar con la quimioterapia en lugar de some-
terlo a una cirugía para extirparle la vejiga. Quiero saber lo que
opina ella. Edward me mira como si me dijera *ya hemos
hablado al respecto mil veces y la decisión ya ha sido tomada;
entonces, ¿cuándo abandonarás el tema?* Laura promete hablar
por teléfono con el experto de la UCSF dado que pasará un
rato antes de que el quirófano esté listo para nosotros.

—Entonces, ¿está de acuerdo en que la radiación eliminará sus opciones quirúrgicas en el futuro? —le pregunto
como si ella no hubiera intentado remitir el tema de mi papá a
su colega urólogo—. Porque si la radiación y la quimio no funcionan, la única opción que él tendrá será la cirugía.

GT guarda silencio, pero Edward no puede soportarlo más.

—Kelly, necesitamos concentrarnos en la lumpectomía.
Por eso estamos aquí.

Laura asiente en dirección a Edward y nos explica que su

primer objetivo es extirpar y realizar una biopsia de mis ganglios linfáticos, tantos como sea necesario para asegurarnos de que ahí no hay cáncer. Son alrededor de treinta en total; Laura estima que extirpará entre cinco y diez.

—La tarea número dos es encontrar la última perla de cáncer, ese obstinado centímetro que soportó cuatro meses de quimioterapia. Por último, seguiremos las pistas de lo que solía ser el tumor y retiraremos todo el tejido alrededor de los bordes. Todo lo que extraigamos será congelado y analizado en ese momento. Continuaremos con la extracción de tejido hasta que veamos que los márgenes alrededor de la zona estén limpios.

—Saquen todo lo que necesiten, incluso si quedo desproporcionada. Hace tiempo que mi vanidad ha desaparecido —le digo—. Y gracias por esa llamada telefónica al urólogo.

Edward me dispara una mirada, pero no me importa. La inteligencia de Laura Esserman es famosa. Ella podría hacer una llamada fundamental para el caso de Greenie. Ella podría ser la heroína en el clímax del quinto acto para arreglar las cosas.

—Sólo necesito que hoy te concentres en ti misma —dice Edward y con ello hace eco a su hermana, a su mamá y a muchos otros amigos, quienes opinan que yo debería "bloquear todo lo demás" para "estar fuerte para la cirugía".

GT asiente en señal de que está de acuerdo con todos ellos.

—Oh, vamos, chicos. En este momento —les digo y bajo la mirada hacia mi bata de hospital— soy sólo un organismo enfermo. Ella lo extirpará todo o no lo hará. ¿En verdad creen que es importante lo que haya en mi mente?

Edward y yo continuamos con una conversación ligera hasta que una alegre interna entra para escribir mis iniciales en mi hombro izquierdo.

—Sólo una última precaución —explica ella mientras destapa su marcador Sharpie—. No queremos confusión alguna acerca de cuál es el seno.

Yo levanto la mirada hacia Edward y GT, como si un dentista se hubiera inclinado hacia mi boca abierta con anteojos de sol y un cigarrillo.

—Muy bien. Eso será suficiente. ¡Ya estamos listos para llevarla al quirófano! —anuncia ella mientras nos observa a todos y coloca de nuevo la tapa de su marcador con un clic.

Es momento de decir adiós. Hago mi mejor esfuerzo por demostrarle a Edward cuánto lo amo. Lo beso muchas veces y sostengo su rostro muy cerca del mío, lo contemplo y sólo repito esas trilladas palabras una y otra vez (te amo, te amo, te amo). Mi voz se hace cada vez más fuerte.

Él sonríe como un padre en el consultorio del pediatra que sabe que las inyecciones van a doler.

—Yo también te amo. Te veré muy pronto —me dice y con ello llega hasta el mismo núcleo de mi miedo.

Alguien empuja mi camilla por el pasillo y paso junto a una paciente de mediana edad quien parece serena por completo, como un verdadero adulto; lo cual me hace sentir estúpida e incapaz, y pensar: *no es de extrañar que mi familia me trate como a una bebé. Soy una bebé.*

Seis horas más tarde despierto a solas en un espacio rodeado por cortinas. Es de noche.

—¿Hola? —grito.

Una enfermera aparta la cortina y dice que irá por un médico, quien aparece de inmediato. El doctor Patel tiene veintiocho años (lo sé porque se lo pregunté). Él lee unas notas en un expediente.

—Retiraron mucho tejido. Tal parece que extirparon siete ganglios linfáticos, todos limpios, por disección congelada.

—De acuerdo. Eso es bueno —logro decir, anegada una vez más en humillantes lágrimas. Por su expresión puedo darme cuenta de que, más tarde, él se referirá a mí como "la *sensible* señora de la cortina tres".

—¿Puedo llamar a alguien? ¿A su esposo?

Yo asiento y le pido acercarme mi bolso para hacer la llamada yo misma.

—¿Eddy? —él ya ha hablado con Laura Esserman y está encantado.

—¡Ganglios linfáticos limpios, Kel! ¡Márgenes limpios! Eso es genial, Kel. Todo será más fácil a partir de ahora, ¿verdad? ¡Voy hacia allá!

Después llamo a casa, con Greenie. Ya habló con GT, quien ya le contó todo.

—¡Cariño! Es maravilloso escuchar tu voz. Ya me enteré de las noticias. ¡Fantástico!

Le digo todo lo que ya sabe y él sólo exclama "¡Fantástico!" como un estribillo. Le pregunto por su oncólogo.

—Esa Sandy Schnall…, ¡estoy enamorado de ella! Es una dama pequeñita pero… ¡qué mente tan poderosa! Su hija cursa la secundaria y tal parece que es una verdadera asesina en la cancha de tenis. Iré a verla jugar un partido mañana… ya sabes, sólo pasaré por allí… —él habla y habla y yo sonrío hacia el techo y lloro mientras imagino que la hija de Sandy Schnall ve a mi papá en las gradas y se pregunta qué es lo que hace allí el nuevo paciente de su mamá. Él es tan constante, tan él mismo, incluso cuando esa cosa letal se multiplica en su interior.

—¿Y qué tal las enfermeras? —le pregunto pues sé que ellas serán su contacto principal.

—Ya sabes, conocí a una chica ayer pero se irá de vacaciones. A Hawai, de hecho. ¡Le dije que buscara el Rayo Verde!

Mis padres viajaron a Maui varios años atrás y mi papá regresó encantado con el Rayo Verde, el cual juró que puedes ver si observas el horizonte en el momento exacto cuando el sol se pone sobre el océano. "No dura para siempre", advirtió, "pero, cariño, es mágico".

Edward atraviesa la cortina. Viste su sudadera de Morse College y un par de viejos jeans; todo ese gozo y alivio lo hacen parecer de veintitantos años. Al verlo se abren todos mis poros emocionales. Toda esa ansiedad preoperatoria brota de mi ser.

—Oh, Kel, no llores. Ya todo ha terminado —me dice al tiempo que aprieta mi mano.

La tarde siguiente ya estoy en casa. Todo el mundo ha decidido darme espacio y sólo me "molesta" para traerme regalos y tarjetas. Mis viejas amigas de la universidad, Tracy y Missy, me enviaron una maceta de margaritas color rosa porque me encantan y porque recuerdan lo que la gente ama, y mi ginecóloga, Emily Birenbaum, trajo champaña. Booker y Jen me enviaron un certificado de regalo para hacerme un tratamiento facial, ahora que estoy ¡LIBRE DE CÁNCER! La mejor amiga de mi mamá, Betty Moran, me envió un arreglo de flores adecuado para la recepción de un hotel. GT trajo un montón de productos de Kiehl's para Edward, incluso los artículos para afeitarse en los cuales confía tanto. Me complace que Edward haya recibido algunos regalos. A lo largo de seis meses ha respondido preguntas sobre mí y ha protegido mi tiempo, como el líder de mi ambiente.

Me muevo con precaución y me escondo de mis hijas, temerosa de sus manifestaciones físicas tan melosas. En lugar de invadirme a mí, trepan sobre mi mamá, el marinero que vive para servir.

Divido mi día entre mi cama, donde leo ejemplares atrasados del *New Yorker,* y mi oficina, donde leo docenas de mensajes de ánimo por correo electrónico que me dicen "¡Lo lograste!" y "¡Ya terminó!". Y ya terminó. Sólo resta retirar los vendajes y un par de meses de radiación. Yo debería estar encantada, pero aún no es así. No con Greenie sometido a quimioterapia.

Entonces leo "Doctor Mark Schoenberg" en mi bandeja de entrada. En su mayor parte es un mensaje técnico en el cual reitera que la cirugía no es recomendable y donde describe todo el programa de quimioterapia, seguido por una larga espera. Al final agrega, con lo cual valida mi preocupación por lo que nos espera y, a la vez, se muestra humano por primera vez en nuestra correspondencia:

"Perdí a mi mamá a causa del cáncer de vejiga, de manera que sé lo difícil que es".

Lo sabía. Sabía que eso era.

30

Me gusta pensar que nadie se enfrenta con gracia a la paternidad. En lo que a mí se refiere, descubrí que me balanceaba entre el ensimismamiento (¿Seré gorda por siempre? ¿Volveré a trabajar? ¿Alguna vez viajaré a África?), el gozo absoluto y la aprensión paralizante. Mi gran preocupación era el cólico, el cual me parecía un infierno sin igual. Yo había visto a una amiga, competente hasta la perfección, desquiciada por completo bajo la presión del cólico. Ella admitió ante mí durante el problema que, a pesar de que estaba desesperada por escuchar que el auto de su esposo se estacionara en la cochera cada noche, lo encontraba irritante en cualquier estado posible: sonriente o quejoso, al cocinar o al comer, al hablar o al mirar, al tranquilizar o al ignorar. Incluso la irritaba cuando dormía. El sonido de su respiración le provocaba deseos de expulsarlo de la habitación, como el inquieto Otelo y la glacial Desdémona.

Para el tercer trimestre de mi primer embarazo, llamé en varias ocasiones a Wooded Lane con nuevos escenarios "¿Y si...?". ¿Y si el bebé no come de mi pecho? ¿Y si Edward no establece un vínculo con el bebé? ¿Y si pierdo mi sentido del humor? En cierto momento, mi mamá dijo algo acerca de contratar a una enfermera nocturna si se me hacía insoportable, lo cual se convirtió en mi pensamiento feliz durante varios días hasta que me percaté de que era probable que mi mamá pensara que las enfermeras nocturnas costaban alrededor de quince dólares por mes y, peor aún, que ella siempre había considerado que mi definición de "insoportable" era demasiado imprecisa.

El 15 de agosto, siete días después de mi fecha programada de parto, me paré en el baño de nuestra casa rentada en Berkeley y contemplé mi tapón mucoso en el inodoro. Era repugnante. Llamé a Edward y le dejé un mensaje. Le llamé de nuevo unos minutos más tarde y le dejé un segundo mensaje. Diez minutos después llamé a la recepción de TiVo y le pedí a la recepcionista que lo buscara y después, sólo con el fin de ser exhaustiva, le envié a Edward un mensaje por correo electrónico titulado TAPÓN MUCOSO que decía: "Ahora sí, Eddy. A menos que quieras que dé a luz a nuestro bebé en el suelo de la cocina, es mejor que vengas a casa PRONTO".

En una hora, Edward llegó a casa y veintinueve horas después de eso, en mi cumpleaños número treinta y cuatro, me convertí en madre.

La primera semana transcurrió bien. Edward no fue a trabajar y sólo realizó una llamada aquí y otra allá mientras yo dormía. Se enorgullecía de envolver al bebé como si fuera un
burrito en su manta y se agotó en el intento de provocar la aparición del hoyuelo de su mejilla, único y perfecto. Tomamos
cientos de fotografías y convertimos nuestros viajes diarios al
laboratorio fotográfico en nuestras únicas salidas. Vestíamos
pantalones cortos y camisetas durante todo el día, recibíamos
llamadas telefónicas de nuestros familiares, abríamos un
regalo tras otro y bebíamos una Guinness fría cada noche con
la cena. Más tarde nos sentábamos en la cama, con una bebita
real entre nosotros, y escribíamos notas de agradecimiento o
llenábamos sobres con anuncios de nacimiento del bebé. Yo
produje un abastecimiento masivo de leche, orgullosa de cada
onza. Después vino Greenie a conocer a su tocaya. De acuerdo
con mi solicitud, mi mamá permaneció a la espera hasta la
semana siguiente para obtener la máxima cobertura.

—¡Cariño! ¡Ark! ¡Ella es una estrella! —exclamó mi papá
cuando la vio.

—Claro que lo es —respondió Edward—. Greenie, lávate
las manos para que puedas cargarla.

—Seguro —dijo mi papá, quien se paró ante el lavabo y rió
mientras se lavaba, creo que porque pensó que éramos demasiado sobreprotectores o tal vez sólo porque se sentía feliz.
Recuerdo que pensé que, si mi madre se hubiera reído de
nuestras medidas precautorias, yo me hubiera puesto lívida.
Así es para las madres.

Edward instaló a Greenie en un sillón con una Bud Light y
el bebé. Yo saqué la cámara de video y encendí el reproductor
con música de Ray Charles. Greenie dijo que le había dicho a
todo el mundo —a Pete Damien en la gasolinera, a Candy en

la tintorería, al Padre Rich en Villanova— que le había puesto su nombre a mi hija. Pero, agregó, había tenido cuidado de no ufanarse con el asunto del nombre cuando mi mamá andaba cerca porque, ya sabes, Mary también es un nombre lindo.

La mañana cuando Edward regresó al trabajo empaqué tres fotografías enmarcadas de Georgia en su portafolio y, al tiempo que movía en el aire su manita, dije algo como: "Di adiós, Papá. Adiós, Papá". Era muy agradable, pero, al mismo tiempo, muy calculado, como si representáramos una obra teatral. Incluso el hecho de pronunciar el nombre del bebé parecía fraudulento. Creo que todos los grandes momentos, los buenos o los malos, son así.

Mi papá y yo establecimos una rutina en sólo un día. Yo amamantaba al bebé mientras él preparaba emparedados de pavo, me leía el periódico matutino o me traía un trapo limpio para hacer eructar a mi hija. Después yo le entregaba el bebé a Greenie, quien la abrazaba contra su pecho, tal como le enseñé, y palmeaba toda su espalda con la mano abierta mientras susurraba en su oído, una y otra vez: "Corazón con corazón, Bombón, corazón con corazón". Nos entusiasmaba sobremanera lo bien que funcionaba: un eructo era como dar una respuesta correcta en *Jeopardy!*; incluso la caca era como ganar la apuesta doble en el hipódromo.

—Ahora, cariño, ¿quieres cambiar tu nombre? —me preguntó mi papá cierta noche, antes de que Edward llegara a casa.

—Nunca —declaré para no abrirme a discusiones.

—Pero, ¿qué ocurrirá cuando Georgia asista a la escuela? Supongo que su apellido es Lichty, ¿cierto?

—Sí. Así estará bien —respondí pero me sentí sin apoyo—. Sabes por qué elijo Corrigan, ¿verdad?

—Es una combinación que suena muy bien, Kelly Corrigan. Te concedo eso.

—No, Papá —le dije, sorprendida porque él no parecía estar consciente de lo comprometida que estaba yo con la tribu—. Elijo Corrigan porque con cierta frecuencia, cuando me presento con alguien, la persona dice: "¿Corrigan? ¿Eres pariente de Gene Corrigan de Notre Dame?" o "No eres la hija de Greenie, ¿o sí?" o "Jugué *lacrosse* contra un sujeto llamado Booker Corrigan". Eso nunca sucedería si yo fuera Kelly Lichty.

—Te entiendo. ¿Y qué opina Ark? —preguntó mi papá, con lo cual me hizo sentir frustrada ante su interés presente en el asunto y ante su aparente desaprobación.

—A él no le importa.

—Debo creer que sí le importa, cariño. Un hombre quiere un apellido familiar —dijo mi papá con conocimiento de causa.

Corrigan era mi apellido familiar, ¿no es cierto? ¿Ya estaba fastidiado de mí? Casi me sentí avergonzada, como si yo estuviera más apegada a él que él a mí.

—A Edward le parece bien. Puedes preguntárselo tú mismo —le dije. Hubo una larga pausa—. Entonces, ¿qué opinas acerca de tu hombre Bush? —dado que no estábamos de acuerdo, supuse que bien podíamos cubrir el tema de la política.

—Ya sabes, no ha sucedido nada. Concédele tiempo. Él sólo ha ocupado el cargo durante ocho meses.

—Logró algunas disminuciones fiscales, ¿cierto? —dije y deseé estar segura de que se trataba de un valor de un billón de dólares y no de mil millones de dólares; deseé que Edward estuviera aquí dado que él conocería los detalles específicos tanto como sabe distinguir su mano derecha de la izquierda. Lo importante es que encontramos la salida a nuestra conversación sobre Kelly Lichty y, muy pronto, el bebé despertó y Greenie anotó a qué hora comencé a amamantarla en la parte trasera de una factura telefónica para que yo pudiera decidir si ella comía lo suficiente.

Un par de días más tarde, Greenie quiso "dar un paseo al nuevo parque de pelota. Luce fantástico", dijo y sostuvo en alto una fotografía del Pac Bell Park en el *Chronicle*.

—¿Qué dices, cariño? ¿Llevamos al Bombón a ver a Barry Bonds?

—Supongo que sí; seguro. Quiero decir, si no funciona, podemos dar la media vuelta y regresar a casa —dije y pensé que aquella no era una buena idea, pero me encantaba su energía y deseaba ser más parecida a él, una verdadera jugadora. Así fue como terminamos en un estadio atestado y vimos batear a Barry Bonds su quincuagésimo octavo *home run* de la temporada mientras mi bebé de dos semanas de nacida me chupaba el dedo meñique. Todo marchó tan bien que planeamos más paseos: una película de robos con Brando y De Niro, una cena en Garibaldi's, en la avenida College; incluso un viaje a Palo Alto para almorzar con The Goose (El Ganso), el viejo amigo de Greenie quien fue salvavidas con mi papá cincuenta años atrás.

Cuando vino mi mamá, una semana después, los días transcurrieron con mucha más calma. Su meta era hacerlo todo, excepto amamantar. Cuando Georgia no comía, ella quería que yo fuera a hacerme una pedicura, diera un paseo o leyera mi libro. Sin embargo, yo me sentía muy orgullosa de mi bebé y de todas las cosas que ya sabía sobre ella: que siempre tenía mugre detrás de las orejas, que le gustaba que le aplicara Desitin en los pliegues de los muslos, que podía seguir los movimientos de mi dedo con los ojos. Yo quería que mi mamá reconociera y aplaudiera mi destreza, pero ella quería ayudarme, de manera que cuando yo le decía cómo sostenerle el cuello o cómo doblar el pañal debajo de la cicatriz del ombligo, ella asentía y me decía:

—Sí, sí, estamos bien, cariño. Sólo ve y no te preocupes por nosotras.

Como siempre y de manera inadvertida, nos ofendíamos una a la otra.

Yo salía a caminar todos los días y dejaba sola a mi mamá para que atendiera a su primera nieta. Casi siempre escuchaba un álbum de Shawn Colvin que encontré en Nueva Zelanda y que nunca he desechado. En algún tiempo me pareció que el tema de las melodías eran los amantes (esperar, encontrar la comunión, sufrir largas noches de dolor), pero ahora estaba convencida de que era un fondo musical perfecto para la maternidad.

Al regresar a casa después de una caminata matutina, encontré a mi mamá sentada en una esquina sombreada de la terraza trasera con el bebé en su regazo. Georgia emitía pequeños sonidos y mi mamá le decía:

—Cuéntamelo. Cuéntamelo todo. Eso es. Continúa.

Parecía más vieja y más joven a la vez. Vieja como una abuela, pero más joven también, como una niña en una conversación imaginaria con su muñeca. La única imagen que se me escapó fue cómo se veía como madre primeriza.

Yo sabía que ella tenía veintitantos años y que vivía en un edificio de apartamentos cerca de Chicago, a una distancia de veinte horas en auto de cualquier persona que conociera o que formara parte de su familia. Sabía que era un verano caliente porque en la mayoría de las fotografías de aquella época ella viste pantalones cortos sin pinzas, de tela de algodón y con cierre en un costado.

Al descender por la escalera trasera, le pregunté:

—¿Qué te recuerda esto?

Ella no apartó los ojos del bebé. Sólo meneó la cabeza y emitió un ligero sonido murmurante, como si describir adónde la remitía el hecho de abrazar a esta bebé estuviera más allá de su capacidad.

Más tarde, yo amamantaba al bebé en la sala. La tenía acomodada sobre una almohada y ella apoyaba sus manitas en mi pecho como si fuera un megáfono. Sus ojos estaban cerrados. Succionaba de forma rítmica y yo acariciaba la tenue línea de su cabello una y otra vez con el dedo. Después de un rato, le pregunté:

—¿Me amaste tanto así?

Ella emitió el mismo sonido murmurante una vez más.

—Es impresionante, ¿no es cierto?

31

Yo estaba tan sorprendida que no podía hablar. Sólo oprimí el número uno en mi teléfono celular y se lo entregué a Suzie Eder, mi adorada enfermera oncológica, y le pedí que le diera la noticia a Edward, quien estaba en una junta de consejo, pero me había pedido que le llamara de todas formas, sin importar lo que sucediera.

—Edward, soy Suzie Eder de la UCSF; sí, hola. Kelly me pidió que te llamara. Ella está aquí, conmigo. Su examen genético resultó negativo. No es portadora. No es necesaria la mastectomía doble ni es necesario extirpar sus ovarios —dijo ella. Su acento de Brooklyn le imprimió suavidad a sus palabras.

Antes de partir, con el reporte aferrado entre las manos como si fuera un boleto de salida de Oz, abracé a Suzie, cosa que quise hacer desde que la conocí, tal vez porque ella siempre es muy profesional.

—¡Greenie! ¡Buenas noticias! —exclamo en mi teléfono celular mientras me integro al tránsito del piso inferior del Bay Bridge.

—Dímelo!

—¡No tengo el gen!

—¡Cariño! ¡Fantástico! Espera a que le diga a Jammy. Está en la iglesia ahora mismo. Corría para encontrarme con ella. Ya sabes, le encanta esa misa de mediodía en St. Coleman. ¡Cariño, no hay gen!

—¿Puedes creerlo? ¡Puedo conservar mis ovarios! ¡Puedo tener más hijos!

—¡Fantástico! Permíteme correr a la misa y te llamaremos de camino a casa.

—Oye, rápido, ¿cuándo es tu siguiente quimio?

—El miércoles en la mañana, a las nueve. Permíteme llamarte de regreso de la casa de Dios, cariño.

—De acuerdo, genial. Saluda a Dios de parte mía.

—Y le doy las gracias, ¿verdad?

—Sí, dile que yo dije que gracias.

—Seguro, cariño.

Envidio la fe de mi papá. Envidio a toda la gente que tiene alguien a quien adorar, que sabe adónde va, que duerme bajo el confortable y blanco cobertor de la creencia. Hace poco tiempo descubrí que Greenie quiso ser sacerdote. Bueno, durante una semana deseó serlo. Había mantenido una relación estable con mi mamá durante seis meses cuando él y sus amigos, Wimpy Lunch y Eddie Wilcox, se inscribieron a un retiro de tres días con los jesuitas en West Virginia. Mi papá me dijo que fue en busca de una introspección buena y saludable y porque necesitaba limpiar su alma. Cuando le pregunté de qué, respondió:

—Fui un hombre joven muy activo.

—¿Huh? —exclamé, confundida, como siempre, por la elección de sus palabras.

—Bueno, con las damas —respondió con una nota de contrición.

Me contó que el fin de semana comenzó con un hermano fiero que lo impresionó al decir algo como: "Mientras ustedes se registran y se instalan, hay almas que arden en el infierno".

El resto de las homilías deben haber sido igual de impactantes porque, cuando él regresó, irritó a mi madre al sugerirle que tal vez podría elegir casarse con la Iglesia y no con ella.

—Oh, no sé lo que él pensaba —dice mi mamá cuando ahora le pregunto al respecto—. Pregúntale a tu padre. Fue una locura —agrega al tiempo que intenta sacudirse ese recuerdo.

Sin embargo, a mí me gusta esa locura de mi papá.

Me gusta que las cosas lo motiven, que esté abierto a ideas no realistas o incluso radicales, como abandonar la vida civil lineal para estudiar con los jesuitas a pesar de que resultara imposible que tuvieran un equipo de *lacrosse;* incluso si los hubiera convencido de formar uno, es probable que hubieran tenido que jugar con sus hábitos color café, como los uniformes de UPS. Me gusta que no siempre se vista de manera apropiada para acudir a la iglesia porque a veces lo hace de forma espontánea, como si se saliera de la autopista para comprar un café. Me gusta que parezca un niño cuando baja la cabeza para comulgar, a pesar de que ahora los sacerdotes son treinta años más jóvenes que él. Me gusta que, cuando trabajaba en Nueva York, se escapaba a la misa de mediodía en la Catedral de San Patricio, en la Quinta Avenida, antes de invitar a un cliente a almorzar en Le Cirque por setenta y cinco dólares. Me gusta saber que, debajo de su superficie plácida, hay un profundo océano.

Mucha gente reza por mí y por mi papá. Lo sé porque todas las tarjetas que recibimos siempre dicen: "están en nuestras oraciones".

Recuerdo haberle preguntado a Edward, al principio de mi tratamiento, si rezaba por nosotros.

—No.

—Yo tampoco. Pero mucha gente lo hace —le comenté.

—No te hará daño, ¿cierto?

Ahora que mi papá estaba enfermo comencé a pensar que la fe podía hacer daño. La fe parecía adecuada para los asuntos emocionales de todos los días, como ser más considerados o menos irritables; pero, ¿para el cáncer? No puedes rezar para escapar del cáncer. Necesitas tecnología para los aparatos de detección, un oncólogo bien capacitado y un cirujano hábil y concienzudo. Dios no le recordará a tu técnico de biopsias local que busque células HER2/neu en tu muestra de tejido. Tu sacerdote no puede decidir si debes someterte a una extirpación quirúrgica de la vejiga o intentar cuatro meses de radiación. La fe no alcanza el nivel celular.

Incluso si lo hiciera, yo estaba segura de que Greenie no rezaría más para curarse de lo que lo hace para que Notre Dame le gane a Penn State. Siempre tuve la sensación de que, mientras más específica es la plegaria, menos probable es que reciba respuesta. Entonces, cuando Greenie hablaba con Dios, es posible que le dijera cosas como: "Oye, amigo, gracias por cuidar tan bien de mí y de mi familia"; lo cual, en términos básicos, es como lanzarle un pase a Dios.

El día posterior a mi cirugía le pregunté a Greenie si alguna vez pensaba en la muerte.

—Lo cierto es que asisto a muchos velorios, cariño. Últimamente, alrededor de uno por semana. Sin embargo, es probable que se deba a que he conocido a muchas personas con el paso de los años. Ya sabes, la vida del vendedor. Y también en el Club Merion, en las canchas de tenis —respondió y eludió el tema.

—¿Y entonces?

—Bueno, iré a un buen sitio, cariño. Allá arriba, con santa Cleta. ¿Qué más puedo decirte?

Ahora que el cáncer ha brotado en su interior por tercera vez, bueno, ¿qué sucedería si la misma parte de él que consideró el sacerdocio como opción viable lo guía a aceptar de manera pasiva lo que parece ser su destino? Quiero decir, si en realidad cree en el Cielo, en los ángeles y en su mamá, ¿qué podría motivarlo a luchar por permanecer aquí, conmigo?

Ésta es la razón por la cual lloro todo el tiempo, a pesar de no ser portadora del gen, de que mi cabello crece de nuevo y de que iremos a México para reunirnos con amigos a quienes no podemos ver con suficiente frecuencia. Nuestras maletas de viaje están cada vez más gordas, llenas de animales de peluche, libros y filas de pañales, como si todo lo que fuésemos a hacer cuando lleguemos sea permanecer en la cama, acurrucarnos, leer y orinar.

Después de doce horas de trayecto, llegamos y somos recibidos como héroes. Es tan maravilloso ver a nuestros viejos amigos que es casi doloroso. Nos acomodamos en una terraza, de frente al Pacífico. Los pies de Christy descansan en un costado de mi silla y Alec retuerce la cola de caballo de su hija mientras nos cuenta sobre su vuelo. Bebidas heladas pasan por encima de las cabezas de seis niñas pequeñas con vestidos veraniegos y pañales entrenadores y, en el fondo, una animada mezcla musical brota del iPod de Andy y Liz porque su vida en San Diego los mantiene en contacto con lo que es joven y genial.

Los días vienen y se van y, al hacerlo, cada persona encuentra un momento tranquilo para preguntarme lo único que en realidad quiere saber acerca del cáncer: cómo se siente o no se siente, cuál es mi prognosis ahora, quién me ayudó más, las cosas tontas o dolorosas que la gente dijo sin advertirlo. Me encanta que me escuchen con tanta intensidad, como si yo hubiera bebido un té con el Dalai Lama y él me lo hubiera revelado todo.

La gente quiere saber lo que aprendí y lo que creo que me salvó. Yo respondo que todavía no me siento a salvo. Comento que mi oncólogo me dio treinta por ciento de probabilidades de recurrencia en los siguientes cinco años. Digo que no doy por hecho que veré a Georgia graduarse de la preparatoria o a Claire casarse o a Edward retirarse. Digo que sólo intento llegar al 2010, la marca de los cinco años, a pesar de que la meta de los cinco años es más un mito que un hecho. Mientras tanto, intento sólo hacer las cosas que en verdad me hacen feliz, sólo por si acaso. No quiero invertir los últimos dos años de mi vida en hacer dietas o en organizar las prendas de las niñas por temporada. Sin embargo no le menciono el cáncer de vejiga de Greenie a nadie. Cuando me preguntan por él, yo miro a Edward y respondo: "Está bien". Me parece correcto ahorrarles la preocupación y mantener las cosas ligeras.

La tercera o cuarta noche llega un cocinero local para prepararnos la cena. La larga mesa está puesta para ocho adultos. Las niñas corren alrededor de nosotros como si hubieran vivido aquí durante meses. Comen papas fritas y rebanadas de aguacate, beben de las mismas botellas y toman baños juntas. Joel juega al cantinero y realiza experimentos con una bebida maestra que él llama "Brisa Caribe". El cocinero saca algunas pasabocas, pequeños tacos de pescado con alguna especie de salsa rosada que vuelve viscoso al pescado y que transforma la col.

—Muy fresco.

—Ponle un poco de limón a eso.

—¡Joel, el Brisa Caribe es divino!

—Mami, ¿dónde está mi muñeca?

—Oye, Maggie, aquí está —le digo a Maggie, quien tiene como tres años.

—Gracias, Kel. Maggie, dile "gracias" a Kelly.

—Gracias, Kelly —dice Maggie en voz baja y con la mirada fija en sus pies.

—Por nada, pequeña.

—¿De quién es esa mezcla?

—Oh, por Dios, ¿es MC Hammer?

—Oye, Eddy, ¿dónde está Claire? —le pregunto después de una rápida revisión a la habitación.

—Clairey —grita Edward sin mucho entusiasmo para tranquilizarme.

—Creo que esa licuadora hace que la luz disminuya.

—Enciéndela.

—Sí, la luz disminuye.

—¿Claire?

—¿Buscas a Claire? —pregunta Andy.

—Sí.

—Maggie, ¿has visto a Claire?

—¿Está Claire allá adentro? —pregunta Liz a las niñas que ven a Dora y a Botas.

—¿Claire?

—¿Ya buscaste en las habitaciones?

—¿Claire?

—¿CLAIRE?

—La buscaré en el piso de abajo.

—Yo iré a la terraza de la azotea.

¿Cuánto tiempo ha pasado? ¿Cuándo la vi por última vez?

—Que alguien la busque afuera.

—¿Claire?

—¿CLAIRE?

Jesucristo. ¿Está cerrada la puerta?

—¿CLAIRE?

—Ella no está aquí. No está en la casa.

Oh, Dios, por favor.

—¿CLAIRE?

—La puerta del frente está cerrada. No pudo haber salido a la calle.

—La encontraremos.

—Georgia, quédate aquí con Sandy y Liz.

¿Y la puerta corrediza hacia la piscina?

—Voy a la piscina.

—¡Y a la playa! ¡Revisa en la playa!

—¿Claire? ¿Clairey?

Oh, Dios, no en la playa. No en el agua negra.

—Maggie, quédate conmigo, querida —dice Sandy.

—No hay motivo para llorar —le prometo a Maggie y a mí misma.

—¿Claire?

—¿CLAIRE?

—La encontraremos. Tal vez esté en un ropero en alguna parte.

¿En qué estaba pensando al venir aquí?

—¿Claire? ¿Pequeña? —grita Liz.

—Georgia, ¿dónde está tu hermana?

—¿Claire?

—No lo sé, Mami. ¿Está en problemas?

Por favor. No hagas esto. Por favor. Te lo ruego.

—¿CLAIRE?

—No, cariño. Sólo queremos saber dónde está.

—Creo que está en la recámara —dice Georgia.

—Ya las revisamos todas. ¿En cuál?

—¡CLAIRE! ¿Dónde está Edward?

¿Va a suceder? ¿Puede ocurrir esto?

—Edward está en la playa.

—¿Debemos llamar a alguien?

—¿Claire?

—¿CLAIRE?

—No está en la piscina.

Cualquier cosa. Te daré cualquier cosa. Te daré a Greenie.

—Oh, por Dios, está aquí. Ella ESTÁ AQUÍ. KELLY, ella está aquí. Está bien.

Ella se metió a una cuna de viaje y se deslizó debajo de una sábana, una hora antes de su hora de dormir. Con las luces encendidas y la puerta abierta por completo, ella dormía con su blanco vestido veraniego Old Navy, con el cabello aún grasiento por el bloqueador solar, después de un día entero de jugar en la arena y en el agua salada. Habíamos pasado por su lado en la búsqueda tres o cuatro veces.

Yo cruzo las manos sobre mi corazón y respiro. Nadie habla

mucho, pero todos se miran unos a otros en un intento por sacudirse la pesadumbre, en un intento por sacudirse la maldita verdad de que puedes relajarte durante los cinco minutos equivocados y regresar a la angustia de descubrir que tu bebé está perdida o rígida como una roca. La ruidosa, regordeta e inquieta bebé que has amado con una vigilancia y una totalidad que nunca antes habías conocido, perdida. Ellos se preguntan, *¿no debería tomar más tiempo? ¿De verdad puede suceder que sólo estés allí con tu ridículo y divertido pareo con una bebida de ron helado en la mano? ¿Puede morir un niño con la música de MC Hammer?*

Sin embargo, yo pienso: *Vendí a mi papá. Nadie lo sabe pero lo intercambié por Claire.* Porque, si se trata de uno o el otro, tú tienes que elegir a tu hijo.

3²

Una buena visita a tus padres puede hacerte desear regresar a casa. Agrega a ello la situación del mercado de bienes raíces, que hace que cada comprador potencial reevalúe el apabullante precio de ver la puesta de sol entre las dos torres del puente Golden Gate, y llamarás a U-Haul.

—El momento parece perfecto —le digo a Edward en el vuelo de regreso a California—. Quiero decir, ¿viste a mi madre bañar a Georgia en el fregadero de la cocina, cuando ambas se soplaban burbujas una a la otra? ¿Y, en realidad, cuánto más puedes obtener de TiVo? ¿No te sientes un poco como en piloto automático?

Era verdad. Después de cinco años, Edward parecía un

sonámbulo en TiVo. GT era socio de la oficina en Filadelfia de
Korn Ferry, la firma más grande de búsqueda de ejecutivos en
el mundo. Tenía todo tipo de ideas relacionadas con la carrera
de Edward y cientos de personas con quienes presentarlo. A
pesar de que amábamos Berkeley, estábamos cansados de
pagar la hipoteca de alguien más con cada uno de los cheques
de renta que elaborábamos.

Con la ayuda de GT, Edward solicitó entrevistas en una
firma de capitales que invertía en compañías principiantes que
prometían el siguiente accesorio fabuloso. Después de algunas
llamadas telefónicas apremiantes, Edward viajó a Filadelfia
para entrevistarse con seis personas, una tras otra. Al visitar su
página electrónica en Internet leí algo sobre "manejo de mil
millones de dólares". Mmm, aquello sonaba bien. Llamé a GT
para averiguar el tipo de compensación que Edward podría
esperar.

—Oh, ellos se harán cargo de él —me aseguró GT de tal
manera que logró que apareciera una nueva camioneta Volvo
en mi mente.

Haber vivido en el Oeste había sido divertido y sería lindo
escuchar decir a Georgia que había nacido en California; sin
embargo, me resultaba muy fácil imaginar la crianza de mis
hijos en Filadelfia. Greenie y yo podríamos ir juntos al mercado público, sentarnos ante el mostrador con Georgia en el
Björn y comer huevos con tocino. Después haríamos juntos
algunos mandados y en ocasiones él pagaría mi tintorería y
otras veces lo haría yo por él. Edward podría asistir a los juegos
de los Sixers con GT y a los de los Flyers con Booker. Los tres
jugarían juntos golf los sábados, correrían carreras de cinco
kilómetros los días festivos y tocarían la guitarra para mi
madre, a quien le encanta escuchar "Hey Jude", "The Boxer" y

todas las viejas melodías de Neil Diamond. Mis hijos podrían quedarse con Jammy los martes, mientras yo acudo a clases de *step* en el gimnasio, y también los jueves, cuando mis amigos y yo nos reuniríamos a comer emparedados en Joe's Place. Como cabe esperar, Edward y yo tendríamos que enseñar a algunas personas a no decir "homo" y tendríamos que acostumbrarnos a utilizar repelentes de insectos, crema de calamina y ventanas polarizadas. Cuando llegara el primer invierno, necesitaríamos cambiar mi casi nuevo VW Beetle por un auto de cuatro tracciones. No obstante, podríamos ir a Nueva York en cualquier momento, nuestros hijos podrían asistir a Radnor y podríamos barrer hojas en familia, por no hablar acerca de los hombres de nieve, las bolas de nieve y los ángeles de nieve.

Gary Thomas, un socio de la firma donde Edward se entrevistaba, había jugado dobles en squash en una o dos ocasiones con Greenie.

—Ark, ¿quieres que llame a Gary? —preguntó mi papá—. ¿O quieres que pase a saludarlo? No lo conozco muy bien pero puede ser conveniente, ¿no crees?

Edward no hacía las cosas de esa manera. Él no llegaba a visitar a la gente, no pedía favores ni intentaba entrar por la puerta trasera. Era una cuestión de orgullo. En cierta ocasión me dijo que, de todas las cosas que esperaba que la gente dijera sobre él, lo que más deseaba era ser considerado justo. El hecho de utilizar las conexiones familiares para obtener alguna ventaja, a pesar de ser una táctica Corrigan comprobada, le parecía injusto a Edward. Y, tal vez lo más importante, ¿quién sabe lo que Greenie hubiera dicho sobre él? ¿Que Edward era un "chico mago de buena fe de Silicon Valley", como a mi papá le gustaba presentarlo?

—No, Greenie. Yo me encargo. Lo agradezco, pero yo me encargo.

—Muy bien, Ark. Yo estoy a la espera. Sólo dímelo y yo iré de inmediato.

—Yo me encargo, Greenie, en serio.

Después de que colgó el teléfono, yo le prometí reforzar su mensaje con mi papá, pero sólo después de dejar muy claro el punto de que invirtiéramos todos nuestros esfuerzos en esa búsqueda de empleo. Edward me hizo callar.

—Si es lo correcto, funcionará.

Supongo que no era lo correcto porque, después de esperar alguna noticia de la firma durante tres semanas, Edward abrió un sobre de FedEx que contenía una carta de una página de extensión de Gary Thomas, en la cual le informaba que, después de muchas consideraciones y debates, habían elegido a un sujeto de Boston que tenía diez años de experiencia en inversiones.

En ese momento no nos sorprendió, pero sí nos causó dolor. Edward había conversado con muchas personas en Filadelfia y había llegado a creer que ese empleo era el único que tenía sentido para él. Cuando llegó la carta, seguí la guía de Edward y deseé afrontar bien el momento; es decir, apoyarlo sin negar mi decepción de manera tan absoluta que él se diera cuenta de que fingía. Cuando él dijo que imaginaba que eso sucedería, yo respondí que sí, que yo también. Cuando él dijo que opinaba que la firma no era tan importante, yo respondí que era cierto y que, si lo fuera, habría respaldado a varias empresas de las cuales hemos escuchado hablar. Cuando él dijo que pensaba que TiVo estaba a punto de salir de apuros, yo respondí que, en definitiva, nosotros siempre decimos que todo el mundo se enfrenta a ellos. Cuando él dijo que era mejor que llamara a mis padres, yo respondí que claro, que no se preocupara, que ellos sabían que terminaríamos por volver al Este algún día.

Marcamos el número telefónico de Wooded Lane y Edward le contó a mi papá sobre la carta.

—¡ESE IMBÉCIL! —dijo Greenie por el altavoz—. ¡Se le acabó, Ark! ¡Ya jugó su último partido de squash con Greenie!

Reímos y Edward comentó algo acerca de que ser rechazado por mi papá llevaría a Gary Thomas a someterse a una psicoterapia de larga duración.

Esa misma noche, cuando intenté pensar en más oportunidades de empleo en Filadelfia, Edward me dijo que ya había comenzado a reconsiderar la mudanza, incluso desde antes de recibir la carta. Dijo que opinaba que ahora éramos californianos y que debíamos ser cautelosos con el asunto de cambiar nuestra vida porque éramos felices. Yo me senté en el borde de nuestra cama y miré a Edward, vestido con sus calzoncillos.

—La felicidad es difícil de obtener —me dijo—. No resulta fácil reunir todas las piezas. Ahora mismo, todo funciona bien.

—Pero TiVo no funciona, ¿o sí?

—A veces funciona mejor de lo que yo quiero admitir. Además, siempre puedo conseguir otro empleo. Será mucho más fácil para mí conseguir empleo en el Valle de lo que sería buscar alguna empresa en Filadelfia —hizo una pausa. Sonaba decidido—. Creo que lo que quiero decir es que el área de la Bahía es el hogar perfecto para nosotros.

Comencé a llorar, lo cual sentí como una manipulación, como si lo hiciera para obtener de él lo que quería, pero no podía evitarlo.

—Lo siento, Edward. Lo que sucede es que me emocioné

mucho con la mudanza. Ya había empacado las cajas en mi mente, ¿sabes? No sabía que el hecho de tener un bebé me haría echar tanto de menos a mis padres. No sabía que mi mamá se involucraría tanto en ello.

—Te comprendo, Kel, pero, sin importar cuánto ames a tu papá y a tu mamá, ellos no son tu futuro. Sé que lo que te digo te parece un asunto demasiado serio. Pero es la verdad. Éste es tu futuro —dijo y señaló con la cabeza a Georgia en su cuna—. Ésta es tu vida. Nosotros somos tu vida.

33

Desde mi punto de vista, si tienes cuatro hijos, no tienes que hacer ninguna otra cosa más, nunca. Tres hijos es mucho, pero es una cantidad que mucha gente puede manejar. Si eres madre de cuatro hijos, en definitiva no tienes que tener una carrera ni ofrecerte de voluntaria para la recolección de fondos de la escuela; ni siquiera tienes que llevar aperitivos para la fiesta. De hecho, la gente te otorga mucho crédito por traer ambos aretes y por saber cómo deletrear *caos* y *antidepresivo*. El hecho de tener cuatro hijos te proporciona una disculpa anticipada por cada cumpleaños olvidado, por cada cita que no tomaste en cuenta y por perder la figura. Además, puedes llegar tarde a todo durante el resto de tu vida y nunca devolver llamadas. ¿Quién te culparía? Es como tener cáncer no amenazante para siempre.

Yo podría ser así. Sólo quiero dejar claro que en verdad amo la maternidad, que aún disfruto el sexo con mi esposo y que por lo general soy optimista. Ya sabes, la chica valiente que tararea las canciones y que carga a sus hijos en sus caderas de la misma manera casual con que otras mujeres visten cinturones anchos o llevan sus bolsos. Tener cuatro hijos de forma deliberada implica que ya has resuelto el problema de los tres hijos, como si hubieras palomeado los tres nombres con grandes signos y, qué diablos, agreguemos otro más. Es Paternidad Avanzada.

O tal vez es porque no puedo creer lo mucho que he aprendido al observar y conocer a Georgia y, después, cuánto de lo que he aprendido ha resultado erróneo por completo con Claire, además de lo mucho que deseo conocer con esa profundidad a algunas otras personas *desde el principio*.

Tal vez se deba a que cada niño que he conocido de una familia grande no se toma con demasiada seriedad a sí mismo y ha aprendido cosas que tú no puedes enseñarle; por ejemplo, cómo transformar un par de jeans de segunda mano en una genial falda de jean con ese parche de tela en el centro o cómo construir un fuerte con bolsas de plástico. Los hijos de familias grandes lo hacen. Crecen con ello.

Tal vez es porque quiero criar a un varón, quien me amaría por completo, así como yo amo a mi papá; quien me amaría incluso cuando mis hijas, al unísono y de manera despiadada, vuelvan sus reprobatorios corazones adolescentes en mi contra. También puede ser porque quiero vestir esos hermosos overoles de maternidad un par de veces más y comer helado de galletas Oreo y galletas Tagalong congeladas de las Niñas Exploradoras. ¿Una mujer embarazada que come helado y se viste con un overol? Es tan optimista y esperanzador como suena.

Tal vez el drama de la labor de parto y del parto mismo me llama de nuevo. Todo ese respeto y atención. El siempre sorprendente suceso de que un bebé real y vivo salga de mi cuerpo; asistir al milagro más ordinario un par de veces más.

Sin embargo, es probable que, más que todo lo anterior, sea porque soy una Corrigan y quiero sentirme así cada día. Los Corrigan no se detienen hasta que alguien se lo pide. Los Corrigan no se preocupan por detalles como la colegiatura de la universidad. Los Corrigan no miden primero las consecuencias, no leen los manuales y no pagan seguros. Los Corrigan creen.

En cada una de las encrucijadas durante los últimos dos años, yo hice planes para cuatro. En nuestro sótano hay dos enormes bolsas de basura llenas de prendas de maternidad por las cuales gasté buen dinero y con lo cual me sentí justificada. Invertí en el mejor extractor de leche materna del mercado, dado que el costo sería amortizado a lo largo de miles de horas de lactancia. Elegí un automóvil insensible con el medio ambiente que ya provocó un "¿alguna vez ha escuchado hablar acerca del efecto invernadero?" de un ciclista intolerante en Berkeley porque tiene tres filas de asientos, para todos los niños.

Entonces, mientras mi doctora habla acerca de terapia hormonal, ahora que la quimioterapia y la cirugía han terminado y que mis periodos han comenzado de nuevo, no entendí la desconexión entre la terapia hormonal y el concepto de "cuatro hijos a los cuarenta años". Han pasado veinte años desde que la biología flotó sobre mi cabeza, de manera que no me resulta obvio que el estrógeno es producido por los ovarios y en ninguna ocasión relacioné la "terapia hormonal", tan mencionada, con la menopausia inducida. Cuando llegaron los resultados de la prueba genética y Suzie Eder me entregó el reporte que establecía que NO SE ENCONTRÓ MUTACIÓN GENÉTICA, yo supuse que aquello significaba que mi fertilidad no estaba en riesgo. Cuando Suzie y yo nos abrazamos para festejar el hecho de que conservaría mis ovarios, bueno, quiero decir, ¿en dónde radica la maldita buena noticia de que puedo conservar mis ovarios si no puedo utilizarlos?

Yo interrumpo al médico, lo cual incomoda a Edward.

—Espere un minuto, ¿lo que quiere decir es que no puedo tener más hijos?

—Bueno, necesitamos eliminar el estrógeno de su sistema —dice el médico, quien mira a Edward como si afirmara—: *Usted sabe a lo que me refiero, ¿verdad?* De manera que sí, no tendrá más hijos. Al menos durante los próximos cinco años, en cualquier caso —agrega y aún mira a Edward en busca de apoyo.

—Pero tendré cuarenta y dos años dentro de cinco años —digo yo, como si él tuviera que sentirse avergonzado por llevarme hasta ese punto.

Entonces él dice lo que toda la gente dice, lo que me enfurece en cada ocasión no sólo porque es pura mierda optimista, sino porque no existe respuesta a ello que no te haga lucir como esa avara malcriada, Veruca Salt, quien nunca estaba satisfecha, ni siquiera en la generosa fábrica de Willy Wonka.

—Usted ya tiene dos hermosas niñas —dice al recordar nuestra primera cita cuando le mostré las fotografías de Georgia y Claire en mi llavero.

¿Le dirías "usted tiene nueve hermosos dedos" a un hombre que ha perdido el pulgar? A menos que tú tengas ocho dedos, yo te diría que te guardaras para ti mismo tu mierda positiva del vaso medio lleno.

Edward está aliviado. Para él, "suprimir la función de los ovarios" es otra manera de mantenerme a salvo; es decir, otro par de puntos porcentuales a mi favor. ¿Qué sabe él? Sólo tiene una hermana y un puñado de primos. Él no sabe que el ruido se convierte en música. Él no sabe que cinco o seis personas pueden entrar y salir de la cocina (lavar los trastes, envolver las sobras, picotear el recipiente del pastel) y que puedes sentir que alguien te aprieta el hombro y que ni siquiera necesitas ver quién es porque cualquiera de esas personas puede hacerte una pequeña caricia para levantarte el ánimo y cualquiera de ellas lo haría. Él no sabe lo que se siente estar en un partido de *lacrosse* en Baltimore y subir de una fila a la siguiente, conectado a la corriente familiar, primo después de tía después de tío después de primo; todos conductos para la corriente eléctrica en la cual todos contribuyen para el campo magnético hasta que casi puedes verlo.

Por primera vez desde que conocí mi diagnóstico siento que hiervo de rabia y vocifero a lo largo de todo el trayecto sobre el Bay Bridge.

—¿Es esto lo que obtengo? ¿Por cuatro meses de quimioterapia? ¿Es ésta mi recompensa? ¡Es increíble! ¡No puedo creerlo! ¡Es increíblemente injusto, Edward; es una maldita injusticia! —voy en círculos (esto no es justo, por qué me castigan así, esto es pura mierda) mientras Edward conduce el auto e intenta decir pequeñas frases que me ayuden a ver la situación de manera distinta, pero sin enfurecerme aún más.

—Sabíamos que esto era posible —se atreve a comentar—. No tienen otra opción —dice respecto de mis médicos.

—¡Al carajo con ellos! No saben nada. Nunca han tenido

cáncer —sacudo la cabeza—. Ellos hablaban acerca del cáncer como algo que se supera, que se atiende, que se vence —ellos nunca dijeron que el cáncer lo cambiaría todo, todos mis planes, y que me quitaría cosas que yo he deseado desde que era niña—. Ellos dijeron que sería un *mal año*. Entonces, ¿no significa eso que, cuando termina el mal año, cuando ya hiciste todo lo que te dijeron que hicieras, y con una maldita sonrisa, nada menos, puedes volver a la vida que tenías? —Por fin, sólo miro hacia el frente. Me siento muy enojada y muy cansada al mismo tiempo—. Yo pensaba que para eso estaba aquí: para criar a muchos hijos— le digo cuando nos acercamos a nuestra casa.

Hacemos el resto del trayecto en silencio, pero, cuando salimos del auto, Edward me abraza y me dice:

—Estás aquí por todo tipo de razones. No puedo imaginar todas las cosas que harás. Estás aquí por mí, por Georgia y por Claire.

—Lo sé —respondo y me deshago en lágrimas.

Llevamos a las niñas a la cama y decidimos dormir nosotros también. Mientras nos ponemos nuestras pijamas, Edward me hace reír mucho cuando me recuerda a un sujeto muy gracioso y franco que conocimos en una boda en Georgia. Este tipo tenía una gallina llamada Red, la cual ponía cinco huevos por semana; a veces seis. El tipo cocinaba los huevos y se los comía. Cuando Red dejó de poner huevos, él planeó torcerle el cuello. Edward dijo que tal parecía que mis días estaban contados.

A pesar de haberme hecho reír y a pesar de que puedo soportar una broma, me tomo dos Ambien. Él me observa tra-

garlas y me lanza una mirada tan empática que de nuevo me
provoca el llanto, dado que la decepción está presente y lo ha
estado desde que llegué a la puerta del frente y miré a mis hijas
con una mezcla de gratitud por lo que es y dolor por lo que no
es. Sin embargo, he llorado tanto a últimas fechas que, en
lugar de abrazar a Edward, sólo pongo dentífrico en mi cepillo
de dientes y dejo que las lágrimas se sequen solas.

A la mañana siguiente me ducho con mis hijas porque a
ellas les encanta y porque quiero verlas reír y escucharlas gritar. Quiero estudiar sus omóplatos, sus espaldas arqueadas y
los músculos sorprendentes de sus muslos y memorizar sus
cuerpos porque ellas serán los hijos más pequeños que tendré.
Ellas se embarran champú para bebé en sus barrigas, enjabo-
nan mis pies y se molestan una a la otra con sólo tocarse las
espaldas entre sí. Después de salir de la ducha, limpio una
capa de vapor condensado en el espejo y contemplo mi nuevo
pecho. Noto la discrepancia entre el seno A y el seno B. Una
ola de autocompasión crece en mi interior, pero entonces
Georgia me pregunta, con su sobrenatural y perfecta dicción:

—Cuando cumpla cuatro años, ¿podré rasurarme?

Yo río.

—¿Huh?

—RASURARME —repite ella en tono más alto, como si
fuera una turista que pide orientación. A continuación
comienza a actuar con su mano y se rasura el mentón proyec-
tado hacia el frente con los cuidadosos movimientos descen-
dentes de una navaja imaginaria.

—Sí, comprendo. Um, no. No puedes rasurarte. Tú eres
una niña. Las niñas no se rasuran. Sólo los papás —le digo y
siento que la pena pierde peso; siento como si fuera posible
que lo que tengo sea suficiente.

—Tú te rasuras —dice ella.

—Sí, pero rasuro mis piernas —clarifico.

—Entonces, ¿cuándo podré rasurar MIS piernas? —pregunta.

—Pregúntale a Jammy —respondo con una sonrisa.

Edward está de viaje en Filadelfia por otro asunto de trabajo. Habló con mis padres desde el aeropuerto y se suponía que desayunaría con ellos antes de que comenzara su reunión, lo cual es una continuación de la tradición que tienen él y mi papá que implica huevos tibios, milanesas fritas y la página de deportes. No obstante, cuando Edward aterrizó recibió un mensaje de Greenie en el cual le decía que se sentía agotado y que era mejor que mi marido durmiera y luego fuera directo a Comcast, que no valía la pena el viaje a los suburbios. Yo nunca antes había sabido que mi papá cancelara una visita.

34

*E*n cierta ocasión, cuando tenía siete meses de embarazo, Edward y yo nos encontrábamos en una esquina en las calles de París. Cada uno cargaba dos o tres bolsas y, después de decidir que obedecería a mi adicción en lugar de escuchar la juiciosa voz de mi esposo, quien me preguntó "¿no cargas ya con demasiado peso?", bebí una taza de cafeína caliente. La lluvia llegó de ninguna parte y cada taxi que pasaba transportaba pasajeros secos que se congratulaban por no ser nosotros. En realidad, no había ningún sitio donde guarecernos mientras la lluvia se convertía en granizo y, bueno, comencé a llorar allí mismo, en esa esquina, como un enorme y absurdo bebé que no puede lidiar con los inconvenientes propios de los viajes, mucho menos con la paternidad.

Quizá después de unos veinte minutos fatales, tras haber arrojado nuestras bolsas al descuido en la cajuela de un taxi y de habernos acomodado en el asiento trasero, con mi café con leche a punto de terminarse, Edward dijo:

—No eres muy estoica, ¿verdad?

No puedes bajar el volumen de tus menores cualidades durante demasiado tiempo. Por tanto, ya era evidente: yo no era "resistente", "una verdadera niña exploradora", "una aventurera". Yo era, de hecho, "no muy estoica".

En relación con mi próximo trabajo de parto y alumbramiento, mi preocupación principal era llegar al hospital a tiempo para que me pusieran la epidural. Éste era mi segundo embarazo y, desde el nacimiento de Georgia, había conocido a una mujer que dio a luz a su bebé en el baño y a otra que parió ocho minutos después de llegar al hospital. Este tipo de cosas parecían suceder con el segundo hijo, tal vez porque te vuelves arrogante al medir el ritmo del trabajo de parto o tal vez porque tienes que llevar a tu hijo mayor a la casa de tus padres. Tal vez se deba a que tus vísceras aún están poco firmes y deformes después del primer parto.

De regreso en Estados Unidos, ya tenía una semana de retraso, había aumentado quince kilos en las primeras cuarenta semanas y un kilo y medio más en los últimos siete días. Era una candidata clásica para la inducción. Allá fui. Después de una hora de recibir Pitocín, un anestesiólogo entró a mi habitación y comenzó a colocarme en la posición adecuada para la gran aguja. Entró ésta, cada vez más profundo. El médico prometió un alivio total en alrededor de veinte minutos.

Una hora después de la inyección mis piernas estaban insensibles por completo, pero hacia el norte había una vagina que clamaba por los calmantes. Yo gritaba por todos los cielos y los infiernos mientras una habitación llena de gente me ladraba cosas, cosas ridículas, cosas de qué-tipo-de-idiota-creen-que-soy, como: "¡La única manera de terminar con el dolor es empujar!". "¡Tienes que empujar!". "¡Puedes expulsar a ese bebé en quince minutos si sólo comienzas a empujar!".

(Como nota adicional, *sólo* se define como "casi o sólo un poco" y no tiene un lugar real en una sala de partos).

El dolor era, discúlpame, como si me apuñalaran una y otra vez con un cuchillo largo y afilado.

—¡NO-PUEDO-HACER-ESTO! —grité.

—¡SÍ-PUEDES-HACERLO! —respondió alguien que no estaba en trabajo de parto.

—¡No! ¡No puedo! ¡Va a matarme! —lloré, sudorosa y salvaje como un personaje de alguna película mala en televisión—. ¡No puedo hacerlo!

—¡ESTÁS haciéndolo! —dijo Edward con una cantidad decente de convicción, asombro… y temor reverente—. ¡Estás haciéndolo! ¡Ya viene!

Hundí mis uñas, ahora garras, en cualquier parte de Edward que se encontraba más cerca de mí y grité sin control a lo largo de un agotador empuje de diez segundos de duración.

—¡Eso es! ¡Eso es! ¡Hazlo de nuevo! —me ordenó un hombre con tenis, quien contemplaba una parte de mí que yo misma jamás he visto—. ¡Una vez más, Kelly! ¡Empujemos en serio esta vez! ¡De acuerdo, uno! ¡Dos! ¡Tres! ¡Vamos!

(Como segunda nota adicional, *empujemos* implica participación).

—Me duele mucho. ¡No puedo hacerlo! —yo sollozaba.

—ESTÁS lográndolo. En serio. Ya puedo ver la cabeza —dijo Edward con esperanza real en su voz.

Emití sonidos animales y chillé como un prisionero descuartizado y, de alguna manera, eso fue suficiente para mover a un bebé de cinco kilos a través de mi pelvis sin anestesia y dar un final feliz a todo ese maldito desorden. Me tomó veinte minutos dejar de llorar, dejar de aborrecer a los médicos profesionales que me rodeaban y dejar de temblar de impresión y de perplejidad.

Fue entonces cuando Edward y yo nos dimos cuenta de que, a pesar de que yo me dirijo hacia los cojines en la lancha de motor que es la vida, cuando golpeamos las olas grandes y los cojines salen disparados debajo de mí, aún puedo continuar el viaje.

35

≼ *Marzo de 2005* ≽

—¡*K*elly Corrigan! —me llama una voz mientras cruzo la avenida College hacia la farmacia Chimes, donde me he convertido en cliente regular.

—¡Oh, por Dios, Barbara! ¿Cómo estás? —digo, complacida por haber recordado su nombre aunque me esfuerzo por recordar el de su hijo… Brian… Ben…

—¡Muy bien! Ya sabes, ¡la misma mierda de siempre! Con la familia política en casa, una verdadera y total pesadilla; despierta toda la noche con Ryan, a quien aún le gusta demasiado el pecho de mamá. Exhausta, loca, ya sabes. Tal vez suceda lo mismo en tu casa.

—Sí, te comprendo —respondo y comienzo a recordar por qué Barbara y yo perdimos contacto después de conocernos en un grupo de madres unas cuantas semanas después del nacimiento de Georgia.

—¡Mira tu cabello! Tan hermoso. Y tan práctico. Desearía poder traer el cabello corto. Brad me mataría; le encanta el cabello largo. Pero luce muy bien en ti. Tienes los ojos adecuados para ello.

Debería explicarme, pero ella es demasiado platicadora y es un día muy soleado. ¿Para qué abundar en detalles?

—Tu cabello es grandioso —le digo.

—Tshh. Y entonces, ¿las niñas están bien? Aún son sólo dos, ¿verdad?

El "sólo" me irrita.

—Sí, Georgia y Claire. Están estupendas. Crecen como hierba.

—Bien. Bien. ¿Todavía trabaja Edward en TiVo?

—Sí —digo.

—Dios, nosotros adoramos nuestro TiVo. Ya no vemos más televisión en vivo. No sé cómo la gente puede vivir sin él. Quiero decir, apenas la semana pasada, Ryan tuvo una infección de oído (la número siete, muchísimas gracias) y sólo lo acomodé frente al TiVo y le puse toda la serie de *Clifford*.

—Lo sé. Es la mejor.

—¿Vas hacia allá? —pregunta.

Yo caminaba hacia esa dirección para recoger mis medicamentos antes de acudir a mi radiación diaria.

—No; en realidad debo darme prisa para ir a Trader Joe's antes de recoger a las niñas en su lugar de juegos.

Uno de estos días, ella se enterará por medio de alguien más de que tuve cáncer y entonces lo sopesará todo y palidecerá: su hijo amante del pecho, la insistencia de Brad en el cabello largo, oh, y esas siete infecciones brutales de oído. Debí salvarla.

—¡Vaya! Bueno, deberíamos juntar a los niños alguna vez, ya sabes, una pequeña reunión. ¿Tu correo electrónico aún es el mismo?

—Sí, es el mismo. Sería grandioso.

La radiación, como lo expresó una enfermera, es como "chamuscar la tierra para que nada nuevo pueda crecer". Sólo tengo cinco minutos de retraso, pero es lo bastante tarde como para perder mi lugar en la agenda. Es probable que signifique quince minutos adicionales en la sala de espera, misma que es un lugar atestado y saturado de charlas con malas revistas. La Bella Sharon con el cabello de sal y pimienta está aquí. Julie está aquí también; ella presentó una recurrencia después de siete años. Cuando comienzan las historias de guerra, aquellas que abren con "conocí a una mujer a quien tres médicos le dijeron que no era un tumor y, entonces, ¿qué creen?", yo mantengo baja la cabeza. Bloqueo sus conversaciones y sólo me dedico a hojear las revistas *People* y a evaluar el triángulo amoroso Angelina/Jen/Brad.

—Ellos dijeron que yo sólo era etapa uno, pero entonces aparecieron tres tumores.

Brad Pitt, imbécil. ¿Qué tal tomarte un tiempo a solas después de tu divorcio?

—Bueno, al principio sólo eran calcificaciones, pero un año más tarde era un tumor de tres centímetros.

Debemos darle crédito a Angelina. Quiero decir, ella es espectacular. Además, hace todas esas cosas diplomáticas, lo cual es mucho más de lo que puedes decir de la mayoría de ellos.

—Yo tuve cáncer de mama a mis treinta y tantos años. Estoy aquí por cáncer de ovarios.

El matrimonio debería ser ilegal en Hollywood.

—¿Ya llegó Kelly? De acuerdo, querida, es tu turno —dice el vivaz Carlos, quien es probable que haya sido porrista en su universidad.

Conversamos acerca de *American Idol* mientras caminamos por el pasillo (a mí me gusta Nadia; a él le gusta Bo) y él extiende la mano hacia el frente como un botones de Disney cuando llegamos a la puerta grande y blanca. Tiene veinte centímetros de espesor y 1,20 metros de largo; lo único que tiene encima es una señal de PELIGRO en amarillo y negro. Me acuesto sobre una mesa, con la bata abierta, debajo de un enorme aparato que vale dos millones de dólares llamado Acelerador Lineal. La radiación es un juego de milímetros dado que justo debajo de mi seno se encuentra mi corazón. Sería más seguro separar mi seno y colocarlo en el interior de una secadora radiactiva durante un par de minutos, pero los cuerpos no funcionan así. Todo está pegado y tienes que vivir con ello.

—¿Cómo está usted hoy? —dice el técnico, el serio, mientras ajusta mi seno.

—*Yo* estoy bien. Este cuerpo mío es otro asunto pero *yo* estoy bien.

—Veo que tiene algunas quemaduras. ¿Se ha aplicado sábila? —pregunta él al tiempo que jala la sábana debajo de mi espalda para moverme una micra hacia él.

—Sí, cuatro veces al día, pero aún me pongo sostén —confieso.

—Espero que no tenga varillas —con gentileza rota mi brazo, lo cual apenas modifica la posición de mi seno—. Justo en esta zona… —dice y se refiere a mi orientación entre los

rayos láser—. Un sostén con varillas le irritará la piel. Y hará
que la exfoliación comience antes de lo debido —me sermo-
nea, pues no aprecia que, sin el soporte de las varillas, mis
pechos son dos plátanos caprichosos.

Él parece satisfecho con mi postura. Un asistente trabaja
con un teclado.

—De acuerdo, ya volveremos —dice al salir y me deja allí,
sola, en una habitación que provoca imágenes de la NASA en
mi mente. En el techo, sobre mí, algunos de los mosaicos blancos han sido sustituidos por transparencias de abundantes flores silvestres.

—Muy bien, Kelly, no se mueva —dice la voz a través del
sistema de audio. Yo hago más lenta mi respiración. Comienza
el sonido intermitente. Sesenta segundos más tarde, el brazo
se mueve a 180 grados. Yo exhalo antes de que el brazo del aparato se establezca en la segunda posición. Estornudar, toser o
incluso aclararme la garganta durante la radiación podría colocar a mi corazón en la ruta del láser. Sesenta segundos más de
ruido intermitente. Entonces, la voz dice:

—De acuerdo, Kelly. Puede bajar el brazo.

En el salón vestidor paso junto a un par de hombres mayores vestidos con pantalones holgados de hospital. Están hombro con hombro y hojean unas revistas *Car and Driver* y
Newsweek, a la espera de radiar sus próstatas, sus cólones o
sus vejigas. Ellos son Greenie.

Lo imagino. Imagino la rudeza de su saludo con entrecho-
que de palmas con su técnico por el triunfo de los Sixers, las
expresiones que empleará ("¿ya está listo el gran extermina-
dor?"), cómo revivirá el Rayo Verde con esa enfermera que
viajó a Hawai de vacaciones. Apuesto a que debe ser difícil
lograr que permanezca inmóvil sobre la mesa, expuesto. ¿Hará
pequeños ajustes un técnico? ¿Se sentirá Greenie viejo, débil,

cercano a la tumba? ¿O a prueba de balas? Me contó que los médicos le advirtieron que la radiación lo "revolvería todo allá adentro". Cuando le pregunté a qué se refería, él mencionó pañales y la necesidad de permanecer siempre cerca de un baño. "Oh, bueno", respondo yo. Ese tipo de cosas ya no me molestan.

Al pasar frente a la recepcionista en el módulo de entrada, ella me grita "que tenga un buen día". Ella no sufrirá daño alguno y su entusiasmo apenas se salva de ser fastidioso.

—Usted también —respondo.

El centro de radiación tiene servicio de acomodadores de autos, contratado por un empático directivo del hospital, y cada día, al salir, intento ser amigable con los chicos.

—¡Mira qué día tan bello, Lou! —le grito.

—¿Es un nuevo corte de cabello, Jimmy? —pregunto.

A veces, cuando las puertas automáticas se abren hacia el camino circular del lote y el sol me recibe, incluso murmuro un "¡Hola, mundo!".

Después de la segunda semana de radiación vamos de camino hacia Carmel para pasar un fin de semana con unos amigos.

—En verdad estamos a punto de terminar, Kel —dice Edward una vez que nos incorporamos a la autopista—. Tres semanas más y estarás libre.

—¿Libre de qué? —Georgia quiere saber.

—¿Qué? —agrega Claire.

—Libre del cáncer. ¿Puedes creerlo? —responde Edward, con mayor atención hacia mí.

—Sí, lo sé. Maravilloso. Sólo desearía… —digo yo en referencia a Greenie.

—Lo sé. ¿Cuánto tiempo falta para que puedan verlo? —pregunta Edward. Con el cáncer de vejiga es poco común que los médicos puedan ver con precisión el cáncer y medir los efectos de la quimioterapia. Anestesian al paciente e insertan una pequeña cámara a través de la uretra o, como lo explica Greenie, "te meten una camarita en el *home run*".

—Irá a Hopkins el 21 de abril.

—Ha soportado bastante bien la quimio para ser un sujeto que está a punto de cumplir setenta y cinco años.

—Sólo espero que funcione.

—Bueno, su ánimo es increíble. Le llamé ayer del trabajo y él respondió "¡SÍ, SEÑOR!" —Edward hace una muy buena imitación de la voz de Greenie en el teléfono.

—Es el *lacrosse,* te lo aseguro. El *lacrosse* lo mantiene joven —mi papá era entrenador de nuevo en la preparatoria Radnor y la temporada apenas había comenzado—. Me dijo que le dejó un mensaje a Sandy Schnall para averiguar si podía retrasar su quimio un día para poder asistir al partido contra Lower Merion. Es una locura.

—Locura o no, él es la persona más feliz que conozco —una de nuestras creencias fundamentales, la misma que nos une, es que la persona más feliz es la que gana—. Eso significa que él *gana.*

—Sí; en realidad así es —respondo y amo mucho más a Edward en ese instante, en ese hermoso camino. Es un momento de transferencia: una unidad de anhelo por más de Greenie se convierte en una unidad de satisfacción con Edward.

Llegamos a la casa de Greg y Carrie al tiempo que otra

pareja, Graham y Hilary, sacan sus pertenencias de su camioneta. Nuestras hijas están dormidas en sus sillas para bebé como babeantes y desmadejados ebrios en las bancas de un parque.

—¡Hola, chicos! ¿Cómo les va? —saluda Greg.

—Muy bien —respondo.

—Oigan, iremos a correr un poco después de instalar a los niños. ¿Alguien quiere venir? —pregunta Greg con cierta malicia dado que es probable que se refiera a una carrera de veinticinco kilómetros. Él y Graham tienen poco tiempo de haber comenzado a participar en triatlones.

—Claro, si suponemos que nos persigue una, ¿cómo se llaman esos vehículos?, una camioneta de la policía para atrapar gordos —bromeo.

Ambos van a correr y Edward nada unas cuantas vueltas en la piscina. En el interior de la casa, Carrie nos cuenta sobre su clase de arreglos florales. Yo tomo muchas fotografías de sus cuatro hijos idénticos, quienes se trepan a ella. Dos niños, dos niñas. Hago acercamientos. Su piel es perfecta, como terciopelo.

·Después de correr un par de horas, Greg y Graham se duchan y salen a la terraza con cervezas. Ambos visten prendas nuevas sobre sus cuerpos nuevos, bronceados por largas horas a la intemperie y con una condición física que nunca antes disfrutaron. Tienen mucho de que hablar (próximas carreras, estiramiento de corvas, calcetines deportivos). Están animados por todo aquello para lo cual han entrenado sus cuerpos. Yo me siento menos interesada de lo que debería en su nuevo estilo de vida.

Una hora después llegan dos nanas y todas las mujeres las bombardeamos con información de vital importancia acerca de los niños. Claire necesita su chupón, Rachel duerme con la luz encendida, asegúrense de que Henry vaya al baño antes de dormir. Vamos a cenar a un restaurante local adorable. Cuando llegan las entradas, Graham reabre el tema de su entrenamiento. Yo bebo en silencio mi tercer coctel de champaña cuando algo se vuelve amargo en mi interior. Lo que era desinterés se convierte en envidia, un anhelo rencoroso por lo que ellos tienen: confianza. Greg interviene y dice que el verano pasado no podía correr más de un kilómetro y medio.

—¿Cuándo fue? ¿En agosto? Sí, es correcto; viajé a Tokio por negocios la primera semana de agosto, me subí a la caminadora y apenas pude correr un kilómetro y medio.

El pasado mes de agosto, yo me encontraba en una sala de espera en el Alta Bates Breast Imaging Center, paralizada ante la revelación de que tu cuerpo no tiene palabra de honor.

—Dios, me gustaría estar de acuerdo contigo. Últimamente, mis experiencias me han enseñado justo lo contrario… —comento y con ello genero gran tensión—. Es sólo que… es sólo que me siento a gran distancia de mi cuerpo —mi voz es temblorosa—. Lo lamento, pero ustedes hablan y hablan acerca de cómo funcionan sus cuerpos, y el mío, quiero decir, yo no tengo control alguno sobre él —mis ojos se llenan de lágrimas—. Lo siento, chicos, pero me resulta increíble escuchar todo su optimismo, su convicción de que pueden lograr que sus cuerpos hagan todas esas cosas. O sea, ¿creen que pueden lograr que su cuerpo sea seguro? ¿Creen que pueden sanar su cuerpo? —no puedo controlarme—. Perdóname, Edward —le digo y lo miro a través de la mesa. Espero que no se sienta humillado por toda esta expresión emocional tan torpe—. En realidad, siento rencor hacia mi cuerpo… oh, Dios, lo siento. Qué manera de arruinar la fiesta —no sé si la

gente que nos rodea me observa. No sé si hablo con voz muy
alta, si mi tono es desagradable o si mis labios están hinchados
como los de Georgia cuando llora. Necesito limpiarme la nariz,
pero la almidonada servilleta de lino que está en mi regazo es
demasiado gruesa.

Me siento diferente a todos estos días. Las palabras están
demasiado cargadas ahora: la gente que *estaba tan enferma que
deseaba morir,* la gente que *comió tanto que quería vomitar,* la
gente que *esperaba que alguien la sacara al patio trasero y le disparara* antes de volverse vieja y flácida.

—Bueeeno —agrego y culpo a la champaña—, tal vez sea
el momento de comenzar a beber agua.

Todos ríen; en especial Carrie y Hilary, quienes tienen
lágrimas en los ojos.

—O tequila —sugiere Edward.

Todos ríen de nuevo, más aliviados porque Edward parece
no sentirse avergonzado.

—Sí, después podemos empezar a hablar sobre mi papá y
entonces sí perderé el control —exclamo.

Por fortuna nadie toca ese tema.

Más tarde, cuando nos metemos a la cama y apagamos la luz,
le pregunto si mi exabrupto fue horroroso, si soné demasiado
crítica o descontrolada.

—Para nada —dice él. Después, para mi sorpresa y confusión, agrega—: Pienso que estuvo bien.

—¿Bien?

—Sí, estuvo bien. Fue real. A esos tipos les viene bien un
poco de realidad.

Me pregunté durante un minuto si se trataba de una de

esas mentiras blancas que la gente dice en casos irreparables; por ejemplo, que todos los cortes de cabello, los bebés y las casas nuevas son perfectos. Pero entonces recuerdo que Edward no puede mentir.

—Gracias, Eddy.

36

Alrededor de cinco meses después del nacimiento de Claire, cuando mi cuerpo ya se había recuperado por completo de su tortuosa llegada, Edward y yo dejamos a las niñas en Wooded Lane con mis padres y fuimos en auto a una posada en Nueva Inglaterra sobre la cual leí en alguna revista. Yo ya había dejado de amamantar a Claire y estábamos listos para comenzar a buscar a nuestro tercer hijo. El Lockmore Inn estaba lleno de parejas pálidas y arrugadas con grandes sombreros para el sol que sólo hablaban en susurros y estaban allí, pareciera, para leer el *New York Times,* moverse despacio por los campos y luego relajarse con un helado Dove por las tardes. Después de la segunda noche, cuando Edward me hizo esta-

llar en carcajadas en un comedor silencioso al comparar nuestra posada con el "Hotel California", donde la gente se registra
pero nunca puede marcharse, llamamos a la recepción para
avisar que acortaríamos nuestra estancia allí.

—Espero que no se trate de algún tipo de emergencia —
dijo un hombre con una voz muy semejante a la de Largo, de la
familia Addams.

A las diez de la mañana, ya a bordo del Ford sedán rentado,
nos dirigimos hacia el sur para pasar la última y preciosa noche
de nuestras vacaciones.

—¿Nueva York? —confirmó Edward.

—Sí, necesito un poco de aventura.

—Bueno, si en verdad quieres conocer un lugar distinto,
podríamos ir a New Haven —sugirió, ansioso por revivir sus
gloriosos días en Yale.

—Podría hacerlo —respondí. En esencia me ofrecí de
manera voluntaria a escuchar todas las anécdotas que él
pudiera relatarme en veinticuatro horas—. ¿Dónde nos hospe-
daremos? ¿Deberemos llamar antes?

Incluso con toda la gente de sangre azul y con pantalones
elegantes que acude a la ciudad para asistir a reuniones y conferencias, no hay lugares agradables para hospedarse en New
Haven. El Province Inn fue lo mejor que encontramos: un
basurero barato y bien ubicado. Edward lo conocía bien; sus
padres se habían hospedado allí en sus numerosas visitas al
campus.

Antes incluso de tomar asiento en nuestra desvencijada
cama, antes incluso de ajustar el aire acondicionado o de
entrar al baño, Edward llamó a sus padres en Little Rock.
Habla con ellos con frecuencia; con una frecuencia de varias
veces por semana.

—Adivinen dónde estamos —dijo y sonrió al teléfono, más

aniñado de lo que había estado a lo largo de todo el día; tal vez más que en todo el fin de semana.

Mientras ellos charlaban sin cesar como mejores amigos, yo desempaqué con agresiva eficiencia.

—¡En el Province Inn! —Edward se recostó sobre la almohada, satisfecho con su reacción, al tiempo que asentía hacia mí como si me dijera *¡oh, están emocionadísimos y no pueden creerlo! ¡Adoran los recuerdos de las noches que pasamos aquí en el Province Inn!*

No puedo explicarte por qué me molesta esto pero, por Dios, así es. Su manera de adorarlo, la manera de él de florecer para ellos, el hecho de que él sea la cosa más maravillosa que les ha ocurrido en la vida. Lo sé. Es irónico dado que proviene de mí. Nunca dije que yo era perfecta.

Después de que por fin colgó el teléfono, le dije:

—Bien, de acuerdo, ya terminé de desempacar —como si estuviera molesta por haber tenido que desempacar sus calzoncillos mientras él parloteaba en el teléfono.

—Genial. Entonces, vámonos.

—Espera un minuto. Ni siquiera sé adónde vamos —dije como si yo fuera una arpía amante de las agendas que no diera un paso sin tener un plan.

—Oh, pensé en pasear por allí durante un rato y luego ir a comer —respondió él.

—¿Adónde?

—Déjamelo a mí. Yo me encargaré.

El hecho de hablar con sus padres lo había puesto de tan buen humor que no permitió que mi enfurruñamiento lo absorbiera. Otras cosas que lo animaban de igual manera eran una buena carrera un sábado por la mañana, arropar a las niñas en sus camas y aprender una nueva canción en la guitarra. En ese preciso instante me resultaba difícil recordar algo que yo hubiera hecho que le hubiera provocado una felicidad semejante.

Lo contemplé mientras doblaba unos billetes sobre su tarjeta de crédito y guardaba el teléfono celular en su bolsillo.

—Qué bueno que llevas tu teléfono celular. Si te aburres, puedes llamar de nuevo a tus padres. —Uuups.

—¿Huh? —exclamó.

—¿Te diste cuenta de que lo primero que hiciste después de entrar por esa puerta fue soltar tus maletas y comenzar a marcar a Little Rock?

—Mis padres se hospedaron aquí como diez veces. Pensé que les agradaría saber que dormiremos aquí, de manera que les llamé. Fueron cinco minutos —respondió y disminuyó a propósito la cantidad de tiempo.

—Quince —exageré.

—Es imposible que haya hablado por teléfono durante quince minutos. Nos registramos a las… —miró su reloj.

—Es una grosería, Edward —lo interrumpí antes de que terminara con sus cálculos insignificantes—. ¿Cómo te sentirías si yo llamara a Tracy Tuttle mientras tú y yo camináramos por el campus? Quiero decir, ella y yo vinimos aquí una vez para visitar a su novio de Yale. Podríamos recordar esa fiesta a la cual asistimos o cuando orinamos en los arbustos, detrás del dormitorio Marshall Morgan…

—No me importaría.

—Me molesta que siempre llames a tus padres —espeté y con ello corrí un riesgo al apostar por la verdad.

—Sé que te molesta.

—¿Lo sabes?

No me había dado cuenta de que él notara que sus llamadas a casa me ponían furiosa. Los padres de Edward se encuentran en el mejor extremo del espectro de la familia política. Yo no tenía un buen motivo para escatimarles esas llamadas.

—Sí, lo sé y no comprendo por qué —dijo él.

—Yo tampoco lo sé, pero, cuando tomas el teléfono un sábado por la mañana, a la mitad del desayuno, y comienzas a hablar como si no tuvieras nada mejor por hacer, me siento furiosa —ahh, por fin lo dije.

—De acuerdo, bien, la mayoría de las veces, cuando llamo a casa —dijo y adoptó el tono mesurado de un psiquiatra experimentado que se aproxima a un paciente que no ha tomado sus medicamentos—, he preparado tocino y huevos para todos, las niñas colorean y hay una suspensión natural en la acción.

Pensé que se trataba de que nos ignoraba, y tal vez así era en parte, pero yo comencé a darme cuenta de que eso no era todo.

—Sólo me sorprende que ellos supervisen tu vida tan de cerca. Ellos saben con quién almorzaste. Ellos saben lo que hacemos los sábados por la noche —expliqué, como si ellos hubieran capturado la información de nuestra vida diaria en una hoja de cálculo durante años.

—¿Y eso es malo? ¿Que les importe mi vida?

—No lo sé. Tal vez estoy celosa.

—¿De qué?

—No lo sé. Mis padres no hacen eso. ¿Por qué quieres hablar tanto con ellos? ¿Por qué no sólo hablas conmigo?

—Sí hablo contigo. Créeme. No hay nada que yo les diga a ellos que tú no hayas escuchado antes. No es que les entregue mi alma a ellos y después me cierre contigo. Tú escuchas nuestras conversaciones. Son las mismas cada semana.

—Entonces estás sentado allí y pasas el tiempo conmigo y con las niñas y entonces, de pronto, piensas, *todo esto está muy bien, pero quiero hablar con mis padres.* No entiendo eso. Es como si te levantaras y te fueras a leer a otra habitación. Es preferirlos a ellos en lugar de preferirnos a nosotras.

Yo sabía que me enredaba cada vez más; sin embargo, no podía precisar por qué esas llamadas a casa me enfurecían tanto.

—No, no es así. Es sólo un hábito, una tradición. Siempre hemos hablado por teléfono los sábados por la mañana. Desde la universidad —dijo él con su tono de yo-estoy-más-cuerdo-que-tú.

—Sí, pero acéptalo: hay algo que obtienes de ellos que no obtienes de mí. Hay una razón para que, unos cuantos minutos después de contarme tu presentación ante el consejo, sientas la urgencia de llamarles.

Desde luego que había algo. Desde luego que aún quería complacerlos. Desde luego que la reacción de ellos era más satisfactoria que la mía. ¿A quién quería engañar?

—A ellos les agrada que les cuente cosas de mi trabajo —dijo él y con ello eligió atender sólo una pequeña parte de mi observación—. Y sí, obtengo de ellos algo que no obtengo de ti. Ellos son mis *padres* —señaló, como si la mención de esa palabra lo explicara todo.

Yo encogí los hombros y dejé de hablar. Mi terapéutica y amorosa amiga me dijo en una ocasión que, si algo te molesta de verdad de otra persona, es probable que se trate de lo mismo que desprecias en ti mismo. Odio que aún deseo hacer reír, llorar y saltar a mi mamá de arriba abajo, a pesar de que ése no es su estilo. Me avergüenza mi constante necesidad de mi papá, que su predecible entusiasmo aún sea tan importante para mí.

—Entonces, ¿estamos bien? —preguntó Edward después de una pausa—. Te propongo lo siguiente: ¿qué tal si, a partir de ahora, llamo a mis padres desde el tren o desde mi oficina en lugar de llamarlos cuando estamos juntos?

—Sí, bien —respondí al tiempo que me preguntaba por qué todo era tan obvio para Edward.

—Bien —confirmó Edward y avanzó hacia mí—. Vámonos. Vamos a ver dónde obtuvo sus piernas el joven Edward Lichty.

Nos dimos un beso de reconciliación y luego caminamos por el pasillo hacia las escaleras porque el elevador estaba fuera de servicio. Pasamos junto a un folleto sobre el semestre de otoño en Yale, el cual comenzaba dentro de una o dos semanas. "¡Bienvenidos a Yale!", decía. Se me ocurrió pensar que en la línea maestra del tiempo, nos encontrábamos en el centro muerto entre ser estudiantes de primer año y ser los padres de estudiantes de primer año. La idea de que algún día llevaríamos a nuestras hijas a la universidad era inconcebible.

Cuando despertamos a la mañana siguiente, llamé a casa para saber cómo estaban las niñas.

—¡Cariño, es una estrella! —dijo mi papá.

—¿Cuál de las dos?

—¡Ambas! ¡Son estrellas totales!

Mi mamá acudió al teléfono.

—¿Hola? —dijo ella con tono de alarma, como si dijera: *¿Por qué diablos llamas de larga distancia si no se trata de algún tipo de emergencia?*

—Hola, sólo escuchaba las novedades de Papá.

—Todo está perfecto. No te preocupes. Ve a divertirte —dijo ella sin querer contaminar nuestro estado mental de vacaciones despreocupadas.

—No estoy preocupada —le aseguré y al punto noté que mi madre enfrentaba las llamadas telefónicas como requerimientos del procedimiento y no como oportunidades sociales—. ¿Alguna vez han estado en Yale? Es sorprendente, debo decir.

—¡Oh, sí! Es una institución estadounidense grandiosa —dijo mi papá, un experto no acreditado en todas las cosas grandiosas y estadounidenses—. ¡Tu tío Dickie solía ser entrenador de *lacrosse* allí!

—Voy a colgar —anunció mi mamá—. Diviértete y no te preocupes ni un instante por las niñas. Están perfectas.

Clic.

Greenie y yo hablamos durante un minuto, pero entonces mi mamá bajó a la planta baja y nos sorprendió en lo mismo.

—¡Cariño! ¡Es mejor que te deje ir! ¡No puedes pasar tus vacaciones al teléfono con nosotros!

En el camino de regreso a Filadelfia me sentí estúpida y extraña por haber provocado una discusión con Edward, como si hubiera algo en mí que no comprendía y que ahora estuviera expuesto para que mi esposo lo viera. Edward no mencionó el asunto de nuevo, tal vez sólo complacido por haberlo dejado atrás. Sin embargo, se me ocurrió que quizá lo que me molestaba tanto era que, mientras los padres de Edward persistían y se deleitaban con los acontecimientos, los míos me decían que cambiara mi apellido y que dejara de llamar tanto a casa.

37

Cuando padeces cáncer o cualquier otra crisis mayor, descubres en qué cree la gente. Mi mamá cree en la Iglesia, en la fortaleza y en la discreción. Greenie dice que el aire fresco, un par de Advil y el *lacrosse* pueden ayudar mucho. Mis amigos de Berkeley creen en el yoga, en el agua y en la acupuntura. Supongo que yo creo en los médicos, en la investigación y, después de vivir en California durante doce años, comencé a evaluar la necesidad de seguir una dieta adecuada.

Nan Quinlan, la nutricionista que conocí antes de mi trigésima tercera y final sesión de radiación, es predicadora de los antiinflamatorios y los antioxidantes. Nan Quinlan, puedes

saberlo con sólo mirarla, no cree en el vino tinto, en el filete ni
en la crema fresca. Nan Quinlan tampoco cree en los productos que vienen en latas o en bolsas congeladas.

—¡Linaza! —casi canta—. ¡Omega-3! ¡Legumbres! ¿Tienes un cuaderno de notas? —me pregunta mientras dibuja
un grano integral en su libreta para después explicarme que
la capa exterior es la cascarilla, que el medio es el endo-algo
y que lo de adentro es el germen. Yo no tengo un cuaderno
de notas. Ni siquiera tengo un bolígrafo—. Los granos integrales son fuentes excelentes de ácido fólico, vitaminas B,
magnesio, hierro, cobre, zinc, cromo, fósforo y vitamina E
—reporta Nan Quinlan al tiempo que desliza una libreta
de hojas tamaño legal color amarillo y un bolígrafo frente
a mí.

"Granos integrales", escribo. Después agrego una enorme
marca para asegurarle que ya comprendí ese concepto.

—Lo siguiente que necesitas buscar son bioflavonoides
—dice con una sonrisa. Se nota que saborea cada una de las
deliciosas sílabas de bio-fla-vo-noi-des—. Van a encantarte
los bioflavonoides —agrega—. Los estudios demuestran que
las frutas y los vegetales de colores oscuros tienen cincuenta
veces la actividad antioxidante tanto de la vitamina C como de
la vitamina E; por tanto, esto significa muchos arándanos, fresas, zarzamoras, berenjenas, pimientos y brócoli. Y deben ser
orgánicos, desde luego.

Anoto *zarzamoras* y *berenjenas*; entonces ella golpea mi
papel con su bolígrafo y dice:

—Brócoli. No olvides el brócoli. Es básico.

Si alguno de estos alimentos fuera tan básico, ella tendría
un folleto impreso. Si alguno de estos alimentos contara, la
recurrencia no sería tan *recurrente*.

—Ahora hablemos acerca del alcohol. ¿Cuánto alcohol consumes?

Dios, fue una idea tonta reunirme con esta capataz pulcra, vivaz y esbelta.

—Oh, no lo sé, tal vez una copa de vino al día… a veces, dos.

Ella asiente como un investigador privado.

—¿Lo mismo durante los fines de semana? —me persuade.

—Sí, um, más o menos…

—¿Como cuánto dirías para, digamos… un sábado por la noche…? —me pregunta al intuir una mentira.

Depende de quién sirva los tragos. ¿Cinco? ¿Tal vez seis si comenzamos temprano y terminamos tarde?

—Supongo que tres copas de vino… no más —le aseguro.

—En verdad te recomiendo no más de una o dos bebidas alcohólicas *por semana*.

Que les diga eso a mis padres. A mi esposo. A mi inmoderado vecindario entero, la mayor parte del cual está citado en mi casa para beber champaña sin límites a las cinco de la tarde con el fin de celebrar el final de mi tratamiento; porque, además de los médicos y los medicamentos, yo creo en que las fiestas pueden ser curativas.

—Hmm, no sabía que el alcohol desempeñara una función tan importante con el cáncer —comento.

Mientras Nan Quinlan habla acerca de los ratones en experimentos recientes de laboratorio, mi pensamiento feliz es que tengo que estar en el piso inferior dentro de trece minutos para mi radiación final. ¿Cuántos edictos más puede imponerme en trece minutos?

—Y entonces, ¿han visto resultados en otros animales que no sean roedores? No es que los considere insuficientes; es sólo que tengo curiosidad… —intento parecer abierta por completo a la vida abstemia, lo cual es falso.

Yo soy una chica de fiesta, una chica de "¡un trago más!", una chica de resaca-hasta-la-hora-feliz. Lo heredé de mi gente, tan seguro como que heredé mis ojos castaños, mi voz potente y mi tendencia a tocar a las personas con quienes hablo.

Estoy enojada, en su mayor parte con Nan Quinlan, la mensajera, tal vez porque es demasiado poco satisfactorio estar enojada con ideas abstractas como cáncer, destino o Dios. Estoy enojada porque toda esta conversación sugiere que soy responsable por lo que suceda después, como si algún día pudieran decir: "Bueno, no es de extrañar que el cáncer haya regresado, ¿viste su manera de comer?" o "En realidad es culpa suya pues nunca dejó de beber como lo hacía". Sin embargo, yo sé más. Sé que Jim Fixx, el sujeto que escribió el libro sobre las carreras, murió de un ataque al corazón mientras corría. He sabido de desaliñados fumadores de una cajetilla diaria que han sepultado a todas las personas que conocen y que mueren a los ochenta y siete años con un trago de ginebra y agua tónica en la mano. Sin embargo, ahora, de alguna manera, estoy atrapada. Soy responsable. Y, para empeorar las cosas, no soy sólo yo quien tiene que vivir con mis decisiones: es Edward, son mis hijas.

—Lo último que quiero que escribas —la escucho decir—, es "productos lácteos orgánicos". Son críticos para el cáncer sensible al estrógeno, como el tuyo.

Yo anoto "¡ORGÁNICOS!" como si formara parte del equipo de *cheerleaders* de la Escuela de Nutrición.

Nan Quinlan parece satisfecha. Soy libre para llevar mi seno quemado y exfoliado a la mesa de radiaciones una vez más. En alrededor de cinco minutos, las diez y cuarto no serán otra cosa que las diez y cuarto una vez más.

Digiero la idea de la responsabilidad mientras estoy acostada sobre la mesa. Recuerdo cuando una amiga mía, Kristi, descubrió en la semana número cuarenta de embarazo que el bebé en su interior no tenía pulso cardiaco. Al principio parecía consecuencia de un coágulo de sangre en el cordón umbilical. Sin embargo, la autopsia reveló que el cordón umbilical estaba limpio. Los médicos no tenían ninguna otra explicación; tal parece que con frecuencia es así. Entonces, Kristi se culpó a sí misma por haber olvidado las vitaminas prenatales, por no practicar suficiente ejercicio, por comer demasiado atún. Tenía una lista rotativa de causas. En tanto fuera su culpa, era tolerable. La próxima vez lo haría bien. Lo que la orillaba al suicidio era la posibilidad de que no fuera su culpa, de que el peligro arbitrario existe y de que puede presentarse frente a cualquiera de nosotros en cualquier momento en que lo desee y sin motivo alguno.

—Muy bien, Kelly, regresa aquí —dice Carlos. Tiene un diploma para mí.

La emoción me bloquea en las graduaciones, incluso aquellas que aparecen en los noticieros vespertinos cuando compilan los mejores fragmentos de los discursos de graduación en todo el país para incluir a unos cuantos chicos astutos y con acné en el mismo círculo de los grandes nombres, como Bill Clinton y Toni Morrison. Entonces, por supuesto, lloro cuando Carlos lee mi diploma diseñado en *Power Point:*

—¡Kelly Corrigan, graduada con honores!

Yo le entrego una bolsa de galletas de chocolate que horneé para él y una tarjeta que dice que su humanidad me permitió relajarme y que nunca más veré *American Idol* sin pensar en él. Nos damos un abrazo de despedida; él me dice "querida".

Me siento como un soldado recién liberado de sus funciones, un chico que fue reclutado de pronto, a quien le mostraron cosas que nunca olvidará y a quien después llevan a recorrer las calles en el asiento trasero de un flamante automóvil convertible para que salude a las multitudes de admiradores que no conocen ni la mitad de su historia. Visto el uniforme, exhibo las cicatrices y asiento en las pláticas heroicas. Otros veteranos me rechazan, pero, con la misma regularidad, me motivan. Entre ellos soy real por completo, no una embajadora del cáncer, no una representante pasiva, no una "inspiración".

—¡Cariño! —responde mi papá el teléfono al ver mi nombre en el identificador de llamadas.

—Ya terminé, Greenie. Tomé mi última radiación hace diez minutos. Fin. Terminado.

—¡MUY BIEN! Dios, ¿no es genial? Qué día, cariño —exclama—. ¡Voy a colgar pendones en la avenida Lancaster! ¡Voy a conseguir una banda de guerra! Dios, ¿no es grandioso?

—Suspendamos el desfile hasta que tú termines. ¿Cómo te sientes?

—Me siento bien —responde. Pudo haber estado en la sala de emergencias tres veces durante los últimos dos días, pero, si se siente bien en el momento en el cual le preguntas, él está "bien".

—¿Fuiste al entrenamiento esta semana? —le pregunto, pero sé que nada le impediría pasar la tarde con sus chicos del *lacrosse*.

—Lo intenté, pero tuve que regresar. Ya sabes cómo es, cariño. Cuando ya no puedes más, no puedes más. Sólo tienes

que meterte en la cama —él parece sentirse muy cómodo con
la idea de que yo sé lo que le sucede, pero, desde luego, no es
así. Yo tengo la mitad de su edad y tomé diferentes medicamentos con un programa distinto. No obstante, le sigo la
corriente.

—Sí, sólo te acurrucas con una revista y lees hasta que ésta
se te cae de la mano, ¿verdad?

—Tú me comprendes, cariño. Ellos piensan que sólo nece-
sitaré dos dosis más de las cosas malas.

—¿Ya terminaste? —responde Edward al teléfono.

—¡Terminé! ¡Terminé! —exclamo—. ¡Ha terminado!

—¡Tu última radiación para siempre! —dice él, a pesar de
que no puede prometer eso así como no puede cambiar el
clima.

Cuando llego a casa, Georgia está enfadada; no puede
encontrar el viejo teléfono celular que Edward le regaló.

—Tengo que hacer una llamada en este momento —implora
ella—. Tengo que llamar a Jammy para decirle que podré masticar chicle en mi cuarto cumpleaños.

No tengo la energía suficiente para buscar en dos pisos un
objeto que mide ocho centímetros por cinco, de manera que la
cargo, le doy un gran abrazo; después sujeto sus hombros entre
mis manos y le digo:

—Adivina qué.

—¿Tú tienes mi teléfono celular?

—No. ¡Hoy es la fiesta!

—¿La fiesta del último día del cáncer? —dice ella y parece
emocionada.

—SÍ.

—¿Habrá pastel?

—Galletas.

—¿Podré comer algunas?

—Sí.

—¿Porque ya no hay cáncer?

—Sí. Se acabó. Se terminó.

—¿Puedo ver? —pregunta y toca mi blusa.

—No, pero créeme. Ya no hay nada.

Así es nuestra primera conversación sobre la fe.

38

—*M*e gusta esta casa —le dijo Georgia a nuestra agente de bienes raíces, Nancy.

—Oh, muy bien —replicó Nancy, quien debió sentir alivio después de que, tras meses de cajas de seguridad y recorridos con corredores, al menos mi hija de dos años parecía estar dispuesta a comprar.

—Me gusta esta casa —me dijo Georgia mientras me seguía a una habitación.

—Eso escuché. ¿Por qué?

—Tiene a Elmo, ¿lo ves? Y a Harold —dijo ella y señaló un par de libreros gemelos.

—Bueno, entonces debemos hacer una oferta —respondí y

le lancé una mirada a Nancy de *los niños dicen las cosas más extraordinarias*.

La alfombra de pared a pared estaba manchada y descolorida, como lo que ves en los comerciales de televisión de limpiadores para alfombras. Al notar mi mueca de desagrado, Nancy dijo:

—Sólo es una alfombra. Si quieres incluir escuelas en Piedmont y cuatro recámaras en tu presupuesto, así es como lucirá.

—Lo sé, lo sé.

—Y tiene una vista parcial del Golden Gate desde esa ventana del piso superior.

—Lo sé, lo sé —me pregunté cómo podría invertir tanto dinero en una casa con mostradores de madera aglomerada y pisos de linóleo en la cocina, una terraza desvencijada donde te daría miedo saltar la cuerda y compartimientos de plástico para las regaderas—. Tal vez no tengamos cuatro hijos. Tal vez dejemos de intentar tener el tercero y compremos esa casa remodelada de dos recámaras en Palm.

Nancy me miró con las cejas levantadas, como si quizás ésa no fuera una mala idea.

—Es broma. Tengo que tener cuatro hijos. Está en mi ADN —dije.

—Las ofertas se reciben hasta mañana a las ocho de la noche —el teléfono de Nancy sonó y ella se alejó.

Georgia señaló a *Harold and the Purple Crayon*.

—Lee.

—¿Lee qué?

—Lee, por favor.

Entonces saqué el libro del estante y me senté junto a Claire, quien se encontraba sentada en su asiento para bebé.

Allí está el pequeño y confiado Harold con su ropa interior

larga. Vaga por allí sin nada, excepto un crayón. Primero está emocionado por la aventura, pero después se rasca la cabeza e intenta dilucidar cómo se alejó tanto de su casa. Luego se imagina un mantel de almuerzo campestre cubierto de pasteles.

Piedmont es famoso por sus buenas escuelas, por las películas al aire libre durante el verano y por su departamento recreativo donde las niñas pueden aprender carpintería, japonés y esgrima, por no mencionar las actividades deportivas como el fútbol y la gimnasia.

—Está perdido, mami —comentó Georgia y sonrió pues sabía que Harold resolvería su situación.

La casa necesitaba una cocina nueva. Los baños eran un desastre. No obstante, Nancy decía una y otra vez: "siempre tienes que renunciar a algo". Sólo comprar nuevos aparatos electrodomésticos… tal vez podría conseguir un préstamo de mi mamá. ¿Estoy demasiado vieja para pedirle dinero a mi mamá?

Allá va Harold, quien comienza a darse por vencido. Regresa sobre sus pasos y va en caída libre.

Si compráramos esta casa, renunciaría a Wooded Lane.

—¿Dónde está su ventana? —preguntó Georgia.

Estaríamos a veinte minutos de distancia del aeropuerto de Oakland, el cual ha anunciado hace poco vuelos directos a Filadelfia en el Sureste. La recámara en el sótano sería perfecta para mis padres.

—Justo aquí —señalé—. Aquí donde él la dibujó —y cerré el libro de golpe.

—Otra vez —dijo Georgia de manera automática.

—No —respondí de manera automática.

—¡Por favor!

Nancy se inclinó y me hizo la seña de "un segundo más" con el dedo, de manera que me rendí.

—De acuerdo, una vez más.

꙳ ꙳

Le envié a mi mamá el enlace de la lista de opciones de casas por la mañana. En el "recorrido fotográfico" en línea, la casa lucía magnífica cuando en realidad sólo era "linda". A mi mamá le gustó lo iluminada que era y comentó lo agradable que sería para Edward tomar el tren; le preocupaba todo el tiempo que él invertía en conducir el auto. Greenie le dio a la casa su inequívoca aprobación. Sin embargo, ninguno de ellos hizo un solo comentario acerca de lo lejos que estaba de Wooded Lane, ni siquiera cuando hablé acerca de la habitación para visitas.

—Está en el sótano y tiene su propio baño, de manera que sólo necesitan desempacar todas sus cosas y dejar la rasuradora en la regadera. Las niñas no tocarán nada de eso —les prometí—. Y lo mejor es que no podrán oír el llanto del bebé allá abajo.

—¡Seguro, cariño! ¡Suena grandioso! —dijo mi papá—. O podemos hospedarnos en ese lugar colina abajo con la cancha de tenis. ¿Cómo se llama? ¿Claremont?

—Sí, Claremont, pero no tendrán que hacerlo. Eso es lo que les digo. Si compramos esta casa, ustedes tendrán su propio espacio. Dile a Mamá que incluso le compraré una almohada para su cabello.

Mi mamá solía empacar su almohada en sus viajes a California; ella juraba que su funda especial de seda alargaba la vida de su peinado.

—¡Seguro! ¡Lo que tú digas, cariño! —como si todo le diera lo mismo: el Claremont, la habitación para visitas, lo que fuera.

—¿Kel? —mi mamá estaba al teléfono—. Luce magnífica.

—Le contaba a Papá sobre la habitación para visitas. Pue-

den tener su propio piso para ustedes —mi mamá con frecuencia se preguntaba en voz alta si Edward en realidad quería
ver a su suegra caminar por la casa en bata.

Sin embargo, ella me obligó a concentrarme de nuevo.

—Hay buenas escuelas; eso es lo importante.

Sí, eso era lo importante. Eso era lo que hacíamos: comprar
una casa para nuestros hijos, una casa donde mis padres, quienes alguna vez fueron la fuerza central de mi vida, vinieran a
hospedarse en el sótano, como invitados.

39

≼ *Abril de 2005* ≽

*H*abía imaginado que llevaría flores o galletas; no obstante, cuando llega el día de conocer a los médicos de Greenie, siento que es un gesto demasiado trillado. Por tanto, me presento en el Infusion Center con las manos vacías. Sandy Schnall, quien es tan menuda como mi papá dijo que era, me abraza y yo le devuelvo el abrazo.

—No puedo agradecerle…

—Tu papá es un sujeto especial —me dice con su modesto acento de Filadelfia. Ella me recuerda a Claudia, una de las maestras de preescolar de Georgià, a quien también me costó trabajo expresarle mi agradecimiento.

—Sí —asiento mientras intercambiamos sonrisas—. Entonces, ¿cree que esté funcionando? —pregunto a pesar de estar consciente de que ella no tiene forma de saberlo.

—Eso esperamos.

—¡Cariño! ¡Ven aquí a conocer a mi banda! —grita Greenie desde su asiento, conectado a su intravenosa.

Justo como en cualquier otro lugar donde me ha lucido —su oficina, una cancha de *lacrosse*, el mercado público—, todo el mundo ya sabe mucho sobre mí.

—¿Ya terminaste con tu tratamiento? —pregunta una señora con peluca rubia que es demasiado vivaz para su rostro cansado.

—¿Y cómo están tus adorables pequeñas? ¡Tu papá está loco por ellas! —dice una mujer aún mayor con un turbante color lavanda y blanco que creo que sólo está a la venta en Main Line.

—¡Oye, eres tan bonita como él dijo! —dice un sujeto calvo después de bajar su libro de mil crucigramas.

Es tal como la UCSF: los enormes sillones reclinables, el personal que se mueve con eficiencia entre los pacientes, el sentido de orden, propósito y camaradería.

Después de algo de charla sobre los partidos finales de la NBA, Greenie anuncia que "se reclinará durante unos minutos para cerrar los ojos", lo cual se traduce en "voy a tomar una siesta de dos horas". Por tanto, después de acomodar una manta alrededor de sus pies, de colocar sus desgastados Docksiders con pulcritud junto a su maleta y de contemplarlo un poco, decido averiguar cómo están las niñas.

Cuando llego a Wooded Lane encuentro una nota de Edward sobre la mesa de la cocina.

"Estamos en el parque. Llámame si me necesitas. E."

Me vuelvo hacia los trastes sucios de la mañana. La mayoría de los platos están desportillados y cada cuchara muestra señales de maltrato. Retiro una sartén y noto algo de cochambre en la unión, cerca del mango. Las agarraderas están manchadas y delgadas; parecen tener diez años de antigüedad, lo cual no es tanto comparado con el aspecto decrépito de los trapos para secar. Sobre el fregadero se muestran dos fotografías en el alféizar de la ventana, lo cual es un detalle dulce, pero las fotografías han sido recortadas de manera que no llenan por completo el espacio y los marcos de "bronce" de farmacia están desportillados también.

En el baño hay más señales del paso del tiempo. Toallas de todo tipo luchan por su espacio en el estante: un par de ellas son de algodón, una tiene un monograma, otra es lo bastante gruesa para secar un cuerpo entero. El asiento del inodoro se desliza hacia la izquierda. La fotografía en la repisa frente a mí es oscura, borrosa y tiene estampada la fecha con esos futuristas números digitales que ves en los relojes despertadores.

Diez minutos más tarde recorro Bed, Bath & Beyond con un carrito de compras lleno de utensilios de cocina, platos, trapos y ollas. Cuando llego a la sección donde venden esponjas, cepillos y jaboneras, agrego también algunos de esos productos. Vago por allí en busca de cualquier cosa más que pueda devolver la vida a Wooded Lane. Sesenta minutos después salgo de allí con nuevos tapetes para el baño, una cortina con forro para la regadera, un conjunto de toallas azules para el baño y doce marcos blancos de madera para fotografías de varios tamaños. Me siento llena de ánimo y de buenas intenciones mientras lleno la cajuela del auto de Greenie con $412 de novedades impolutas y regreso a recogerlo de su quimioterapia.

—Eso fue grandioso, cariño —él se acomoda en el asiento del pasajero como si fuera un sillón de descanso, sin tocar el cinturón de seguridad—. Tenerte allí, que vieras a mis damas allá atrás, que conocieras a mi novia, Sandy Schnall. Quiero decir, ¿no es una muñeca? Ella es una muñeca —responde a su propia pregunta.

—Es genial. Siempre quise que conocieras a mi gente de la UCSF.

—¡Seguro! —exclama él como si no pudiera creer que no se le ocurriera esa idea—. ¡Los conoceré la próxima vez que vaya! ¡Fantástico!

—Sí. Mi chica, Catherine, y Suzie. Oh, y a la irlandesa Pauline… los amarás.

—¡La irlandesa Pauline! Tendremos que contarle sobre nuestro viaje al Viejo País! ¿Dónde nació?

—Creo que en County Clare.

—Esas mujeres son ángeles, cariño.

—¿Las enfermeras de la quimio? —pregunto para confirmar que aún hablamos acerca de enfermeras porque bien podríamos hablar acerca de las meseras de cantina de County Clare o de las mujeres de las aerolíneas que encontraron su equipaje en Dublín o, en realidad, de cualquier grupo de mujeres que tengan relación con los viajes, con Irlanda o con el cáncer.

—Sí —responde él—. Increíbles. Entonces, cariño —dice mientras pasamos en el auto frente a la casa de los Kelly y nos acercamos al final de la calle—, esto es lo que voy a hacer: me echaré en el saco de flatulencias durante unos minutos y después, ¡*bang-o*! ¡Estaré listo para mis niñas!

—De acuerdo —respondo entre risas. *¿Quién le dice "saco de flatulencias" a una cama?*

La casa aún está vacía. Es probable que Edward haga algunas llamadas de trabajo desde la banca junto a la estructura de juegos y que de manera ocasional muestre el pulgar hacia arriba cuando Claire se arrastre por el túnel o cuando Georgia se deslice por la resbaladilla. Mi mamá no regresará hasta las cinco porque hoy es su gran juego de *bridge*.

Contemplo a Greenie mientras sube las escaleras apoyado en la baranda, con un *Sports Illustrated* doblado a lo largo en su bolsillo trasero. Veo muchas zonas de piel rosada entre los escasos mechones de su cabello blanco, el cual parece débil, como una planta casera marchita. Después de seguirlo con un vaso grande de agua para su mesa de noche, lo veo hundirse en su viejo colchón con un suspiro.

—Muy bien, cariño —dice—. Te veré al otro lado.

Lo veo arroparse debajo de una colcha de poliéster que no parece suficiente para cubrirlo. Cerca de la parte superior de las sábanas, donde está la cabeza de mi papá, mi mamá ha escrito "*master* doble" sobre la tela con un marcador; supongo que para identificar los juegos de sábanas en el armario de la ropa de cama. El elástico de la sábana ajustable cuelga en la esquina.

Mientras Greenie descansa, yo desempaco mis compras. Como una maniática desprendo calcomanías, corto etiquetas y cambio cosas como si estuviera en un programa televisivo de reconstrucción donde la meta es hacer tantas mejoras domésticas como puedas en veinte minutos. En una fila creciente de bolsas de víveres hay once marcos raspados marca Lucite, cuatro fotografías inservibles, seis cucharas, siete tenedores, cinco cuchillos, un polvoriento arreglo de flores de seda, un póster montado de un búho, una cortina de baño calada y con una mancha de agua en la parte inferior, dos tapetes de baño, un conjunto de platos de distintos diseños, cinco agarraderas de varios colores y tipos, un póster de perros que juegan *bridge* (o póquer) y tres toallas de manos.

Hiervo en productividad cuando escucho la voz de Edward que dice:

—Apuesto a que sí está. Apuesto a que, cuando abras esa puerta, Clairey, camina, apuesto a que, cuando abras esa puerta, mami estará adentro.

—¡MAMI!

—¿Qué haces? —pregunta Edward con ese tono dudoso que él siempre niega y que yo siempre odio.

—Sólo doy un soplo de vida a las cosas. Mira estos marcos: todos combinan *y* todas las fotografías caben bien. *¡Y regardez!* —exclamo con la mano en el aire sobre el cajón de los utensilios de cocina como una chica francesa guapa de *The Price is Right*—: ¡Espera a que veas el baño de arriba! Hola, Clairey. Hola, Bombón —saludo mientras bajo la mirada hacia las niñas, quienes están paradas sobre mis pies, como han comenzado a hacer a últimas fechas.

—¿Qué hay en el baño? —pregunta Georgia; quizás imagina regalos, globos de helio o algo mucho mejor que un nuevo tapete color caqui de Ralph Lauren Home.

—Oigan, niñas, ¡creo que acabo de escuchar el auto de Jammy!

—¡JAMMY!

—Hagan que espere en el cuarto de lavado durante un segundo. Déjenme sacar estas bolsas de aquí. ¡Quiero darle el gran recorrido! —digo a las niñas.

—¡Jammy! ¡Mamá te compró fotos! —anuncia Georgia antes siquiera de que mi mamá entre al cuarto de lavado.

—Ah, ¿sí?

—¡No puedes entrar todavía! —Georgia está encantada por saberlo todo de antemano.

—¡Muy bien! —grito yo—. ¡Entren!

—¿Qué ocurre? —pregunta ella con una sonrisa—. ¿Dónde está tu padre?

—Duerme la siesta. De acuerdo. Hice un poco de limpieza de primavera. Mira a tu alrededor. Ve si notas algunos cambios —le digo con una sonrisa tonta.

—Bueno, veo todos los marcos nuevos. ¿Dónde pusiste mis marcos de bronce?

—Mira un poco más. Ven por aquí —le digo y la guío hasta el gabinete de los platos—. ¿Quieres que *ponga la mesa*?

—¿Ya es hora de comer? —pregunta Georgia, siempre literal.

—¿Dónde compraste esto? —pregunta mi mamá con tono neutral.

—No te preocupes por eso.

—¿Cuándo hiciste esto?

—Oh, no has visto ni la mitad de todo. ¿Necesitas una cuchara? ¿Una olla? ¿Una toalla para secar trastes? ¿Un poco de jabón para manos?

Los ojos de mi mamá giran con rapidez.

—¿Dónde está la fotografía de Booker —pregunta ella mientras mira el alféizar de la ventana sobre el fregadero.

—¿La borrosa y oscura?

—Me encanta esa fotografía.

—Pero mira lo linda que es ésta —le digo y le entrego una fotografía en blanco y negro de Claire en la tina—. ¿Y no lucen preciosos los marcos juntos?

—Oh, Kelly, Claire está desnuda —comenta ella y frunce el ceño. En cierta ocasión tomó un marcador y dibujó un pequeño recuadro negro en una fotografía de Georgia que mostraba la parte superior de su pequeña vagina—. Supongo que no tiraste nada a la basura. No lo hiciste, ¿o sí?

—No. Todo está en bolsas en el comedor.

—¿En bolsas? —pregunta ella y enfatiza la *s* final.

—Bueno, al menos ven al piso de arriba —le digo, desanimada.

—Permíteme sentarme un minuto y beber una copa de vino —ya está harta—. ¿Cuánto tiempo ha dormido tu padre?

Un poco más tarde, después de verlo todo, ella estalla.

—Kelly, me gusta mi cortina de baño calada.

—Tiene una mancha enorme en la parte inferior.

—Puedo lavarla. Me gustan mis utensilios de cocina. No necesito una vajilla nueva. Ya sabes, sólo estamos aquí tu padre y yo. No necesitamos ocho platos —su rostro está contraído—. ¿Cómo te sentirías tú si yo fuera a tu casa y comenzara a mover cosas y a cambiarlo todo?

Pero yo también estoy molesta. Quiero que ella cuide mejor las cosas, que tenga estándares más altos, que no sea tan vieja.

Recuerdo cuando la mamá de mi mamá, Libby, dejó de cepillarse el cabello, cuando todo lo que usaba era el mismo vestido, con medias y tenis color café, todos los días.

—Mamá, ¿no acostumbrabas conducir hasta Baltimore para llevar a Libby a que le arreglaran el cabello? ¿No reemplazaste su viejo vestido de casa, que ella adoraba, por uno azul del cual ella siempre dijo que raspaba? Lo hiciste, Mamá; yo lo recuerdo.

No sé por qué hago esto. Es tan inútil como intentar alisar

una carta que ya ha sido doblada; las arrugas nunca desaparecerán.

—Espero que hayas conservado todos los recibos —dice ella.

Nuestra discusión en ciernes es desviada por una llamada telefónica de Booker. El papá de su amigo ha muerto de cáncer en la garganta y el funeral es mañana. Booker quiere que vayamos porque él no puede asistir. Mi papá y yo adoramos a la familia Roach, de manera que asistiremos, por supuesto. Edward tiene una junta; por tanto, mi mamá ofrece cuidar a las niñas. Eso le dará tiempo para, espero, devolver cada marco, plato y toalla a las enormes bolsas de Bed, Bath & Beyond.

En el servicio religioso me siento ansiosa e inquieta pero Greenie está relajado, como si estuviera en su casa. Hacemos espacio en nuestra banca para tres chicos de mi edad cuyos padres murieron varios años atrás. Greenie canta cada uno de los himnos como si fueran sus viejas melodías favoritas. ¡Amén! ¡Aleluya! Él asiente cuando el sacerdote se refiere a "esta vida" y "esa vida". Parece sentirse muy cómodo con la mortalidad; es decir, comprometido por completo con la vida, pero, de alguna manera, desprendido de ésta; más budista de lo que yo jamás he sido. Sostengo la mano de Greenie durante la elegía. Recuerdo todas las ocasiones en las cuales esa mano nudosa ha sujetado la mía: mientras miraba los monos voladores en *El mago de Oz*, en los partidos de *lacrosse* de principios de la primavera, aquellos cuando sopla el viento y llueve pero de todas formas nos quedamos, en la noche previa a mi primera quimioterapia o en cientos de caminatas por Wooded Lane "sólo para

que vean que no somos sólo un montón de flores de invernadero". Recuerdo haber visto las manos de Cleta en su ataúd
abierto y haber notado, con una ola de náuseas, que sus venas
estaban vacías. Las de mi papá están llenas como las de un
viejo marinero.

Mi estómago se encoge y mi rostro se ruboriza. Siento presión en la cabeza y la visión borrosa. Sé lo que viene. No he
tenido un ataque de pánico en años, no desde que intentaba
hacer funcionar a Stratford Studios. Recuerdo que Priscilla,
mi psicoterapeuta, me decía que yo tenía una gran imaginación que tenía la capacidad de tomar una pequeña semilla y
convertirla en un enorme seto que bloqueara la vista hacia
cualquier dirección.

—Algo que sólo era una idea —decía Priscilla— crece
hasta convertirse en un estado físico y, de igual manera, causa
cambios físicos, como un incremento en el pulso cardiaco y un
aumento en el ritmo de la respiración.

Su manera de describir mi ansiedad me hacía sentir
extraña y especial. Ella decía que yo podía aprender a controlar
los ataques.

—Cuando el miedo dispara tu imaginación y tu imaginación toma el control, intenta ver más allá. Continúa con la
película y escribe las escenas hasta que veas que sobrevives.
Permanece en el sueño, permite que tu cuerpo vuele sobre el
precipicio y después encuentra una manera de salvarte a ti
misma. Dale a esa salvación tanto color y detalle como le das al
miedo. Necesitas convencerte de que es posible sobrevivir; de
que tú, Kelly Corrigan, puedes sobrevivir.

Entonces, a medida que la ansiedad explota dentro de mí y
desaparecen los sonidos del funeral del señor Roach, sigo las
instrucciones de Priscilla. Continúo con la película.

Voy al funeral de mi papá.

Me visto con una falda negra y una blusa gris. Me recojo el cabello húmedo en una cola de caballo porque no puedo levantar los brazos para secármelo. Me deslizo en el asiento trasero de un automóvil de lujo con mis hermanos y mi mamá. Nos tomamos de las manos y nos apoyamos los unos en los otros. Nadie dice mucho mientras avanzamos por Wooded Lane. Edward nos sigue detrás con las niñas, quienes son dones del Cielo con sus inapropiados botes de jugo y sus muñecos Shamu. La iglesia está atestada como si el Papa estuviera de visita en la ciudad. Caminamos hasta la primera banca y pasamos frente a cinco hileras de parientes Corrigan; mis tíos nos sonríen y mi tía Peggy llora porque Greenie también era suyo. La Pequeña tía Mary piensa qué decirnos después de la ceremonia religiosa. Mi prima Kathy sonríe, pues sabe que, al mismo tiempo, será peor y mejor cada día. Los Lichty llegan de Little Rock; Tracy Tuttle y Missy Carr vinieron juntas desde D.C. Ellas comprenden.

Uno a la vez, el sacerdote nos da la bienvenida en el altar. Booker lee un poema y después regresa a la banca donde Jen lo toma del brazo. GT cuenta algunas viejas historias grandiosas y se aclara la garganta una y otra vez, como si así pudiera mantenerlo todo en su interior. Mi turno es el último. "Yo soy la chica afortunada que puede decir: 'Yo soy la hija de George Corrigan'". El resto es bueno y las palabras hacen lo que pueden hacer. Después llega el final y mis tíos deben marcharse pero yo no puedo dejarlos partir. No puedo dejar de mirar sus cabellos ni sus ojos o escuchar a Baltimore en sus voces, como Greenie. Quiero que el tío Gene me diga cuándo lo veré otra vez. Quiero que Jimmy y Dickie me prometan que irán a California.

Llego a la parte donde termina la semana, reunimos a las niñas y abordamos el avión.

Continúo, como me indicó Priscilla que lo hiciera. Desempaco nuestras maletas en el hogar que he hecho para nosotros. Lavo la ropa, programo un día de juegos para las niñas, devuelvo una llamada acerca del nuevo lavaplatos que ordené. Cambio las sábanas en la cama para invitados. Imagino mi cabeza en una almohada húmeda mientras contemplo a Edward, quien ya no tiene palabras para estas últimas lágrimas. Después escucho que Claire me llama en la mañana. Meto un wafle en la tostadora, lavo unas fresas y chupo una gota de miel de la punta del dedo de Georgia.

Continúo, con esos ojos que me miran hacia arriba como si yo supiera lo que debo hacer y como si pudiera lograr que todo sea mejor.

Y así como cualquier otra persona que ha sepultado su infancia, crezco.

Es momento de ponernos de pie y repetir después del Padre: "Que la paz sea contigo". Greenie coloca su brazo alrededor de mí mientras cantamos la procesión. Salimos. Nos reunimos frente a la iglesia, saludamos a los amigos, abrazamos, comentamos lo hermoso que fue el servicio religioso. Podríamos realizar nuestra rutina de padre-hija por siempre, pero Edward y yo volveremos mañana a California. Tengo que empacar y tengo que atender a las niñas. Doy una palmadita en la espalda de Greenie y miro mi reloj mientras traslado mi peso hacia el frente. Él asiente.

—Sí, es mejor que te lleve de regreso con las niñas.

EPÍLOGO

El 4 de agosto del 2005, después de siete meses de radiaciones y quimioterapia, la vejiga de mi papá no mostró signos discernibles de cáncer. No puedo explicarlo y no lo arruinaré con intentarlo. Mi madre lo atribuye a todas las plegarias, en especial las suyas entre todas las demás, y lo llamó "milagro", con lo cual dejó claro que ella supo desde el principio que era necesario un milagro. La gran frase de mi papá fue: "Diles que borren a Greenie de la lista de especies en peligro de extinción".

Un año después, año en el cual mi papá y yo aparecimos en el programa *Today* como una historia de supervivencia de padre e hija y este libro encontró un hogar en *Voice,* Greenie estaba de nuevo en contacto con el doctor Schoenberg. Más sangre en la orina.

Mientras escribo, en marzo de 2007, mi papá pasa una parte del día en tratamiento y la otra parte entrena tanto *lacrosse* como le es posible, además de mantenerse enterado del torneo de básquetbol de la NCAA. Llamo a Wooded Lane todos los días, por lo regular mientras conduzco hacia la escuela preescolar de Claire o mientras veo a Georgia cruzar las barras de los juegos en el parque. Llamo a casa para escuchar su voz exuberante decir "¡Cariño!" porque puedo hacerlo.

Esta mañana, después de colgar con Greenie, Georgia llegó y se abrió camino hasta mi regazo. Le pregunté qué es lo que hace adulto a un adulto y ella respondió: "Crecer". Después le pregunté qué es lo que hace hogar a un hogar y ella respondió: "No hay palabras para eso". Luego, tras empujar mi silla para hacerla girar lejos de las facturas, el teléfono y la computadora, ella me preguntó: "¿Puedes contarme un cuento?".

Algún día, algún lejano día, descubriré qué es ser adulto: sepultar a alguien esencial, a alguien sin quien no crees poder vivir, a alguien tan apegado a tantos lugares que casi querrás caer en el sepulcro detrás de él.

—Por favor, mami.

—De acuerdo —le respondo y le doy todo de mí—. ¿Alguna vez te he contado la historia del Rayo Verde?

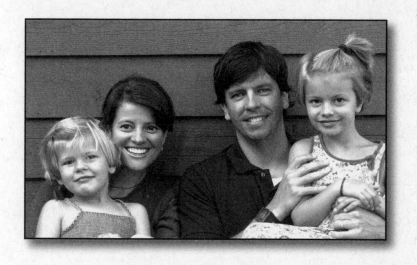

TRASCENDEREMOS

NOTA DE LA AUTORA

*M*ientras pasaba el tiempo en el Infusion Center, yo leía, dormía y charlaba. Y cuando nada de lo anterior significaba suficiente distracción, miraba por la ventana y pensaba en todas las personas a quienes quería ir a visitar tan pronto como mi enfermera me retirara la intravenosa por última vez: mis amigas de la universidad en D.C., mi banda de preparatoria en Filadelfia, algunos nuevos favoritos en Nueva York. Tocaría sus timbres, los abrazaría y les agradecería cualquier cosa pequeña que hubieran hecho (un mensaje divertido por correo electrónico, un par de pendientes, un libro para Edward) y después nos serviría-

mos una gran copa de chardonnay. Ésa era mi fantasía:
apoyar las manos, tocar copas, hacer bromas atrevidas
acerca de haberme escapado del patíbulo. Después,
cuando el libro estuvo listo en enero de 2008 y mi editor
me preguntó si tenía alguna idea para comenzar a exten-
der la noticia, le respondí: "Bueno, tengo a estas personas...".

Entonces, en un Pontiac azul rentado, recorrí de ida y
vuelta la autopista I-95 con la cajuela llena de libros. Leí
para mis amigos y para sus amigos. A veces mis padres
estuvieron conmigo; a veces, mis hijas; en algunas ocasiones, Edward me acompañó (hasta que un desconocido en
New Haven intentó abrazarlo y él decidió que era mejor
dejarme toda la empresa a mí).

Al final de cada lectura, alguien me llevaba aparte
para decirme que apenas había recibido el diagnóstico de
cáncer de pulmón, que su hijo había sido programado
para una cirugía complicada, que su abuelita tenía Sín-
drome de Alzheimer, esclerosis lateral amiotrófica o una
predisposición a los ataques cardiacos. Si me pedían con-
sejos, yo intentaba convencerlos de compartirlo todo —la
ansiedad, el dolor, el esfuerzo— con la gente que los rodeaba. Porque eso es lo que hizo que el hecho de estar
enferma fuera algo que me complace haber experimentado. Eso que hace la gente de atraparte para que no cai-
gas es la mejor parte y tú te debes a ti mismo la
oportunidad de obtener la mejor parte.

En realidad es tonto lo sorprendida que me sentí por
toda la bondad: las tarjetas y los mensajes por correo electrónico, las cenas y las flores, las fiestas de libros y la diver-
sión en línea. Ya había visto antes este tipo de cosas. De

hecho, no había visto nada salvo este tipo de cosas después de haber crecido en Wooded Lane. Crecí en las rodillas de una mujer que creía en el potencial interminable de los actos pequeños y compasivos, una mujer cuyo grupo de amigas practicó —y casi perfeccionó— el arte de la cama-radería.

Este ensayo es para ellas.

Tuve uno de esos cumpleaños significativos hace unos meses. Después de dar inicio a la fiesta intenté hacer un brindis; algo acerca de la amistad, algo acerca de mi madre y sus amigas, quienes se llaman a sí mismas "Las palomas" (un giro a "Las gallinas"); sin embargo, había demasiado desorden y mi amiga Shannon me interrumpía con bromas y preguntas, de manera que tuve que abreviarlo. En cualquier caso, esto es lo que quería decir:

Había una vez doce palomas, pero en los años pasados perdieron a dos de las grandes (Robin Burch y Mary Maroney) a causa del cáncer. Sin embargo, Las palomas continúan; un minuto cojean y al siguiente cargan a alguien. Comenzaron en los años sesenta, en la Filadelfia suburbana, con *bridge,* tenis y chardonnay (de acuerdo, con vodka), y con el tiempo se convirtieron en algo semejante a una dedicada flota de barcos armados que navegan juntos sin importar el clima.

Para mí y para las mujeres de mi generación, esto comenzó con tardes de juegos con los niños, disminución de carbohidratos y reuniones los lunes por la mañana con prendas deportivas para hacer movimientos extraños con pelotas grandes y coloridas. Y ya puedo ver con exactitud hacia dónde se dirige.

Hablaremos acerca de sostenes para correr, contratistas y

pediatras. Chismearemos sobre nanas, profesores y parientes políticos. Especularemos acerca de quién se inyectó Bótox, quién hace trampa con los impuestos y quién limpia hasta la medianoche.

Celebraremos los logros de cada una: inauguraremos un estudio de ejercicios, una tienda de la esquina, un negocio de joyería. Celebraremos los logros de nuestros hijos: entrar al equipo de viaje, cantar en el coro, aprender a tejer, a hablar francés o a tocar la flauta. Nos prestaremos huevos, pendientes, sillas adicionales. Nos organizaremos fiestas de cumpleaños unas a las otras, mancharemos las alfombras, estrellaremos las copas de vino y marcaremos mostradores nuevos con la odiosa rebanada de limón. Nos preocuparemos por quien parece deprimida, por quien parece cansada, por quien bebe más y más. Diremos cosas que desearíamos no haber dicho y tendremos que encontrar maneras para recuperar la confianza de unas y otras. Las cosas se romperán, pues siempre sucede. Muchas de ellas serán reparadas.

Nos inquietaremos por nuestros hijos: demasiado tímido, demasiado iracundo, demasiado dependiente. Inventaremos ideas para ayudarlos a hacerse más resistentes, pacientes, despreocupados. Los protegeremos con fiereza al sacar pequeños cuerpos del fondo, al instalar ventanas de doble cerrojo, al negar llaves de autos.

Sepultaremos a nuestras madres y a nuestros padres después de dejar a nuestros hijos en casa de la otra a dormir, con los ojos irritados, y nos contaremos unas a otras historias que duele escuchar acerca de respiraciones agónicas y entrecortadas, enfermeras de asilos, cicatrices, hematomas y costras, y cómo la piel se convierte en papel poco tiempo después del fallecimiento de una persona. Haremos gestos de asentimiento ante el hecho de que es un honor testificar la partida de una persona de este mundo, tanto como lo es observar a una persona llegar a él.

Nos admiraremos las unas a las otras por un delicioso postre, por una promoción, por un maratón finalizado. Nos compadeceremos por el transporte, los despidos, las tasas de las hipotecas y los temas musicales de *High School Musical*. Nos confiaremos unas a otras que nos sentimos ansiosas, enfadadas o desinteresadas o cuántos dulces nos comimos por accidente de las bolsas de *Halloween* de nuestros hijos. Nos confesaremos que enviamos mensajes de texto por teléfono celular mientras conducimos el auto o que debimos tener más sexo o que les gritamos a nuestros hijos todos los días. Admitiremos que creemos en Dios, en Jesucristo, en el Cielo y en el Infierno, o que no creemos.

La gente llegará y se marchará. Los clubes de lectura se saturarán y se vaciarán. Sacaremos a alguien de nuestra vida y esa persona regresará después; nosotras recordaremos por qué la amábamos y por qué permitimos que se alejara, pero seremos más blandas y la querremos de regreso.

Renunciaremos juntas a algunas cosas, como la cafeína, el Tylenol nocturno, los catálogos, el tabaquismo social. Incorporaremos también cosas nuevas: caminatas matutinas, autos híbridos, productos lácteos orgánicos, oraciones. Nos persuadiremos unas a otras de hornear, vender, doblar, rellenar, pintar y elaborar cheques para nuestras obras no lucrativas favoritas.

Nos diagnosticaremos las unas a las otras jardines secos, músculos flácidos y olores del sótano. Nos revisaremos las unas a las otras las cabezas en busca de piojos, examinaremos nuevos bultos o lunares y escucharemos listas de síntomas. Nos enseñaremos unas a otras a programar un timbre para el teléfono, a hacer una presentación con diapositivas o a descargar una película.

Nos llamaremos por teléfono y nos diremos "ya me enteré"; y, sin importar la noticia, acudiremos a toda velocidad, quizá con comida. Insistiremos en segundas opiniones, en mucho descanso y en el mejor cirujano. Enfrentaremos enfermedades de todo tipo y perderemos —de manera temporal— el cabello, la figura y la razón.

Con el tiempo, alguien que no debería, morirá; tal vez alguna de nosotras, tal vez un esposo, Dios no permita que sea un hijo, y todas esas celebraciones, intercambios y confesiones harán posible cierto consuelo. Nos reuniremos en torno, nos sostendremos las unas a las otras y no será suficiente, pero eso ayudará a que el tiempo pase un poquito más rápido de lo que pasaría de otra manera. Esperaremos de forma paciente y amorosa esa primera risa después de la pérdida. Cuando llegue, que así será, lloraremos y gritaremos mientras nos abrazamos, mientras formamos un círculo. Trascenderemos, señoras. Dado que hicimos todo eso, en ese momento funesto, trascenderemos.

RECONOCIMIENTOS

Si quieres escribir un libro, esto es lo que te recomiendo:

Encuentra una Phoebe. Ella es la persona que leerá tus primeras veinte páginas y te dirá que "debes" continuar. Deberás creerle porque ella es más inteligente que tú y es mejor lectora. Ella compartirá tu manuscrito con su viejo amigo Jack, quien solía trabajar para ICM y ha escuchado hablar acerca de una agente nueva y exitosa de allí llamada Andrea Barzvi. Ella mirará tus páginas y comenzará a llorar allí mismo en su escritorio porque amaba a su papá; él también tenía cáncer y no logró superarlo.

Entrégale tu manuscrito a Andy. Ella lo compartirá con personas como Bob Miller, Ellen Archer y Pamela Dorman, y ellos insistirán en convertirlo en un libro apropiado. Ellos te harán sentir muy bien cuando los conozcas, como si hubieras caído en el club de lectura más agradable y erudito. Pide trabajar de manera directa con Kathleen Carr. Tal vez no puedas encontrarla porque muy pronto dejará la empresa. Pero, ¡oh, si pudieras encontrarla! Saldrías radiante de su oficina y aterrorizada de que alguien descubra que no eres más escritora que ama de casa con una computadora portátil.

Después, *y ésta es la clave,* en la siguiente fiesta que asistas busca a Kim Chisholm. Ella se convertirá en tu nueva mejor amiga y leerá cada palabra de tu manuscrito muchas veces. No sólo te enseñará a hacer un guión con MS Word (es más difícil de lo que parece), sino también te ayudará a que tus frases principales sean más divertidas o un poco más agudas.

Una vez que hayas hecho todo lo anterior, muéstrales el libro a tus padres. Tu papá dirá: "Cariño, estoy estupefacto" mientras se palmea el corazón y tu mamá te hará llorar cuando te diga: "Kelly, es hermoso". Tu esposo no hará grandes aspavientos, pero escucharás de pasada que habla acerca de tu manuscrito de una manera que te erizará la piel. A tus hijos no les importará en lo más mínimo; tal vez hasta que alguien los sorprenda bebiendo en un baile y entonces saquen tu libro de un estante y te pidan leer el prólogo en voz alta.